70대에
행복한
고령자

70대에 행복한 고령자

마흔부터 준비하는 '백세 현역'을 위한 70대의 삶

와다 히데키

허영주 옮김

김철중 감수

나이들면 젊음을 따라 다른 더하기 의료를 해야…

40대는 노화의 시작

70대는 인생 100년 시대의 황금기

절제와 다이어트는
더 노화를 촉진

부족한 것 '더하기'
최고의 건강법

지상사
Jisangsa

시작하며

남성은 73세, 여성은 75세가 '노화의 갈림길'

•

최근 조사에 의하면, 평균 수명은 남성이 81.64세, 여성이 87.74세입니다.

이는 '몇 살까지 사는가'라는 평균 연령을 나타내는 동시에 정확히는 '몇 살에 죽는가'에 대한 평균치이기도 합니다.

그러면 질병 치레하며 사는 기간으로 '남성은 9년간, 여성은 12년간…' 이 수치는 무엇을 의미할까요?

이는 질병이나 치매 등으로 병상에 누워 다른 사람의 병간호를 받으면서 살아야 하는 평균 연수를 나타냅니다.

'건강 수명'이라는 말을 들어 본 사람도 많을 것입니다. 몸과 마음을 자립할 수 있는 연령을 의미하는데, 그 연령은 남성이 72.86세, 여성이 75.38세입니다. 즉, 평균적으로 남성은

73세, 여성은 75세에 다른 사람의 병간호가 필요하게 되는 것입니다. 또한 질병이나 치매로 병석에 완전히 드러눕게 될 수준은 아니라도 더이상 일상생활을 혼자서 할 수 없게 되기 시작하는 평균 연령이기도 합니다.

따라서 앞서 언급한 남성 9년간, 여성 12년간은 '평균 수명'에서 '건강 수명'을 뺀 수치로 일상생활을 혼자서 하지 못하고 다른 사람의 도움을 받고 살아야 하는 기간을 의미합니다. 물론 이것은 통계상의 수치에 지나지 않습니다만….

이제 '인생 100년'이라고들 말하는 시대가 되었습니다. 현재 100세를 넘긴 사람이 많습니다. 여러분들의 주변에도 아주 활기찬 100세 전후 사람들이 있을 것입니다.

당연한 것이지만, '100세 시대'라 해도 모두가 90세, 100세를 맞이할 수 있다는 것은 아닙니다. 또한 90세, 100세를 맞이한다 해도 모두가 건강하고 행복하다고 장담할 수도 없습니다. 병간호를 받으면서 병석에 누워 지내기만 하거나, 치매가 되어 자신이 누군지도 모르는 경우도 생각할 수 있으니까요.

70대에 행복한 고령자

앞서 평균 수명과 건강 수명에 대해 설명했습니다만, 가능하면 그 차이―일상생활을 혼자서 할 수 없는 기간―를 단축시켜서 건강한 노후를 보내고 싶다는 것은 당연하다고 하겠습니다.

지금 이 책을 읽고 있는 독자 중에는 건강 수명의 평균치를 넘어서고도 원기 왕성하게 생활하고 있는 사람도 있을 것입니다. 그런 사람들은 '나는 건강 수명의 평균치는 넘었다'고 자신감을 가져도 됩니다. 나아가서는 지금부터의 인생을 한층 더 만족하며 살아가기 바랍니다.

'더하기 의료'를 추천합니다

현재 '노동안전위생법'에 따라 기업들은 직원들에게 건강 진단(健康診斷)을 받게 하기 때문에 대부분 사람이 건강 진단을 받고 있습니다.

지금 70세 이상 대부분은 이 법에 따라 건강 진단을 받았던 초기 세대입니다. 그래서인지 건강 진단 결과를 매우 민감하게 의식하는 경향이 있어서 40대, 50대 건강 진단에서 처음으로 '이상 수치' 결과를 통보받았을 때 주눅이 들어, 당연히 의사 지시에 따라 '정상치'가 되도록 생활습관을 바꾸려고 했을 것입니다.

사람에 따라서는 잘못된 식생활이나 생활습관 등을 개선해야 할 점들도 있을 것입니다. 그렇다고는 해도 일반적으로는 '이상 수치'가 나왔다고 해서, 초조해하며 의사에게 들은 대로 생활을 바꾸어야 한다는 것은 아닙니다.

사실 저는 건강 진단을 받을 필요가 없다고 생각하고 있습니다. 저는 의사로서 30년 이상 고령 환자들을 전문적으로 진료해왔습니다. 그동안 치료한 환자는 6천 명이 넘고, 요양 시설이나 '노인홈' 등 병원 이외의 시설까지 포함하면 모두 1만 명이 넘을 것입니다.

그런 경험을 바탕으로 볼 때 건강 진단을 받았다고 해서 수명이 늘어난다고는 생각하지 않습니다. 오히려 고령이 될수록 생활의 질을 유지하기 위해서는 건강 진단 같은 것은 받지 않는 편이 좋다고까지 생각하고 있습니다.

실제로 건강 진단이 수명을 늘려주는 효과가 있다면, 왜 현재 여성의 평균 수명이 남성보다 이렇게나 긴 것일까요?

아마 지금 평균 수명 가까이까지 살고 있는 남성은 과거 회사원이었던 사람들이 대부분으로 건강 진단도 정기적으로 받아 왔을 것입니다. 그러나 같은 시대를 살아온 여성은 대부분 전업주부들이었기 때문에 남성에 비해 건강 진단을 받을 기회가 적었다고 할 수 있습니다.

만약 건강 진단이 정말 효과가 있었다면 여성에 비해 남성의 수명이 늘어나야 정상인데, 이상하게도 실제 통계는 그렇게 되고 있지 않습니다. 더구나 현재 80대, 90대 건강한 여성들의 말을 들어보면 "태어나서 건강 진단을 한 번도 받아본 적이 없다"고 말하는 사람도 있습니다. '건강 진단을 받으면 장수할 수 있다'라는 것은 어떤 의미에서는 우리들의 "믿음"에 지나지 않습니다.

그런데 건강 진단에서 "이상치"가 나오면, 의사는 '00을 삼가세요'라고 지도합니다. 즉, 현재의 생활을 바꾸어서 지나치다고 생각되는 것을 '빼내자'는 것입니다. 그러나 저는 어느 정도의 연령에 도달한 사람들은 "빼내서는 안 된다"고 생각합니다. 나이가 들어도 생기 넘치고 건강하게 살기 위해서는 오히려 부족한 것들을 '더해주는 것'이 중요합니다.

우리는 이상하게도 염분이나 혈당치, 콜레스테롤이 건강진단에서 기준치가 초과되었다고 지적하는 경우는 있어도 '부족할 경우의 나쁜 점'이 언급되는 경우는 거의 없습니다. 다른 영양소들의 경우도 마찬가지입니다.

그런데 제가 고령자를 전문으로 진료해 온 경험으로는 나이가 들면 부족한 것보다 좀 많은 듯한 편이 낫다는 것입니다. 즉, 나이가 들면 들수록 '빼기 의료'보다 '더하기 의료'가 현명하다는 것이죠.

고령자가 생각해야 할 것은 부족한 영양을 잘 섭취해야 합니다. 그래야 세포의 염증을 막고 몸의 산화를 방지할 수 있습니다.

신체의 기능이 올바르게 작동해야 실현 가능합니다.

70세부터는 단순한 '고령자'가 아니라, '행복한 고령자'가 됩시다

●

당연한 것이지만 사람은 각자 나이도, 체형도 다릅니다. 성격이나 사고방식도 다르죠. 생활환경, 일, 가족 구성도 다릅니다. 개개인들은 전혀 다른 인생을 걸어온 온전히 별개의 사람들입니다.

그러나 대부분 사람에게는 공통점이 있습니다.

그것은 모두가 '결국 죽어간다'는 것인데요. 이것만은 피할 방법이 없습니다.

죽음에 이르기까지는 두 갈래의 길이 있습니다. 하나는 행복한 길입니다. 죽을 때 '좋은 인생이었다. 고마웠다'고 만족하며 죽어갈 수 있는 길입니다. 다른 하나는 만족스럽지 못한 길입니다. '아-, 그때 이렇게 했어야 했는데…'라던지 '어쩌다 이런 지경에'라고 후회하며 죽어가는 길입니다.

어느 길을 택할 것인가? 그것은 물어볼 필요도 없습니다.

죽을 때 만족하며 죽기 위해서는 무엇이 중요할까요? 잘 생각해 보면 그것은 한 가지로 집약할 수 있습니다.

'늙는 것을 받아들이고, 지금 할 수 있는 것들을 소중히 하자'라고 생각하는 것입니다.

이것은 '행복한 노년'과 '불만족스러운 노년'을 구분하는 하나의 경계라고도 할 수 있습니다.

'행복'이란, 본인의 주관에 의한 것입니다. 즉, 내가 어떻게 생각하느냐에 따라 달라집니다.

가령, 자신의 늙음을 한탄하며 '저걸 못하게 됐네', '이것밖에 남은 게 없네'라고 '안 되고 없는 것'을 헤아려가며 사는 사람이 있습니다. 다른 한편에는 자신의 늙음을 받아들이면서 '아직 이건 할 수 있지', '저것도 남아있네'라며 '되고, 있는 것'들을 소중히 하며 사는 사람이 있습니다. 누가 더 행복한 사람일까요?

지금까지 저의 임상 경험으로는 '되고, 있다'며 사는 사람이 더 행복해 보였고, 가족이나 주위에서도 함께 즐거워 해주는 사람들이 많았습니다.

우리는 65세 이상을 '고령자', 75세 이상을 '후기 고령자'로 부르고 있습니다만 어쩐지 기계적인 분류라는 느낌이 들고 좀 안쓰럽기도 합니다.

지금까지 열심히 살아왔는데, 좀더 밝고 희망적으로 부르는 방법이 있어야겠다고 생각했기에 다음과 같이 제안할까 합니다.

즉, 70세를 넘어서도 즐겁고 충실한 생활을 지내고 있는 사람은 '단순한 고령자[高齡者]'가 아니라 '행복한 고령자[幸齡者: 고령자(高齡者)와 일본어 발음이 같음: 코레샤]'로 불러야 한다는 것입니다.

이렇게 부르면 따뜻함도 있고 나이드는 것에 희망도 느낄 수 있을 것입니다.

'행복한 노년을 보내며 인생을 완수하고 싶다' 우리가 지향해야 할 것은 바로 이런 "행복한 고령자"가 아닐까요?

와다 히데키

역자 서문

일본은 65세 이상 고령자가 전체 인구에서 10명 중 3명 (2021년 기준 29.1%)이며, 75세 이상 고령자는 우리나라 인구 3분의 1 수준인 1천641만 명입니다.

우리나라는 2022년, 65세 이상 인구가 17.5%, 2026년이면 20%가 넘어 "초고령 사회" 진입을 코앞에 두고 있는데, 고령화 속도가 세계에서 가장 빠르고 출산율이 세계 최저 수준임을 감안하면 예정(2038년 30%)보다 훨씬 빨리 현재의 일본 수준에 도달할 것으로 전망됩니다.

사회, 경제 등 모든 분야와 국가적 흥망에까지 영향을 줄수 있는 고령화는 한국이 한번도 가보지 않은 길이기에 우리보다 훨씬 먼저 출발한 이웃나라 일본의 경험을 잘 살펴볼 필요가 있습니다. 그 속에 답이 있기 때문입니다.

그런데 이 책은 정부나 의료계에 대한 조언보다는 오히려 정부의 불확실한 고령화 대책과 불확실한 고령자 의료 속에서 어떻게 하면 개인들이 건강하고 행복한 100세를 맞이할 수 있는가에 대한 현실적인 조언들을 담고 있습니다.

이 책은 그동안 저자가 발간한 고령화, 노화 관련 저서들의 완결판으로써 노화가 본격화하는 60대, 70대뿐만 아니라 이제 노화가 시작하는 40대에도 100세를 준비할 수 있는 길을 제시하고 있습니다. 특히 노부모가 있는 40대, 50대에게는 그동안 몰랐던 부모를 이해하는 데 큰 도움이 될 것이며, 새로운 효도의 길을 찾을 수도 있을 것입니다.

2022년 중반 일본 비소설 분야 베스트셀러 1위를 달리던 와다 히데키 씨의 책을 처음 접하게 해주신 'JK 성형외과' 주권 원장님과 조선일보 논설위원 김철중 박사님께 감사드립니다.

아무쪼록 이 책으로 건강하고 행복한 "100세 현역"을 이루는데, 작은 도움이 되기를 바라겠습니다.

고맙습니다. 김세중 님, 윤석조 님, 박희옥 선생님

허영주

차례

제1장 건강 진단을 의심하자

제2장 나이대별 '의학적으로 올바르게' 사는 방법

제3장 70세부터는 '부족한 것을 채우는 건강법'

건강 진단을 의심하자

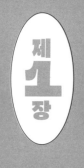

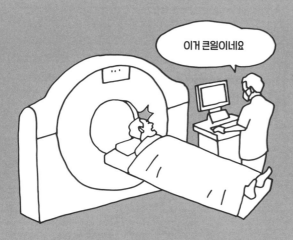

사람은 나이 들수록
개인차가 커진다

2060년이 되면 국민 2.5명 중 1명이 65세 이상이 될 것이라고 예측되고 있습니다. 즉, 앞으로 다가올 인생 100년 시대는 고령자가 [다수파] 되는 사회가 된다는 것입니다.

그렇게 되면 '노인들만의 획일적인 사회가 되는 것인가'라고 상상하는 사람도 있을지 모르겠지만 그것은 오해입니다. 고령자가 많은 사회는 어떤 의미에서는 오히려 다양성이 풍부한 사회라고도 할 수 있습니다.

사람은 어릴 때부터 현역 세대에 이르기까지 누구나 대체로 일정한 범위 안에 속하는 경우가 많습니다.

예를 들면, 일반적인 초등학교에서 성적이 가장 좋은 학생과 가장 안 좋은 학생 간의 지능지수(IQ)는 대체로 80에서 120 정도입니다. 50m 달리기를 하면 빠른 학생이 6~8초 정도이며, 늦은 학생도 15초 정도에 들어옵니다. 젊을 때는 기껏해야 그 정도 차이밖에 나지 않습니다.

그런데 80세 고령자들끼리 비교해 보면 어떻게 될까요?

70대에 행복한 고령자

어떤 사람은 치매에 걸려 말도 못 알아듣는가 하면, 병석에서 일어나지도 못하는 사람들도 있습니다. 하지만 여전히 대학교수를 계속하는 사람도 있고, 뛰어난 업적을 남길 정도로 열심히 일하고 있는 사람도 있습니다. 게다가 평소에 달리기나 수영할 정도로 운동 능력(運動能力)까지 가진 사람도 있습니다.

즉, 나이가 들면 들수록 젊을 때보다 신체 능력이나 건강 상태에 개인차가 커지게 된다는 것입니다. 인생 100세 시대를 맞이하면서 우선은 이러한 점들을 이해하고 있을 필요가 있겠습니다.

현대 의학은
노화도 유전도 이길 수 없다
●

저는 지금까지 30년 이상을 고령 환자 의료에 종사해 왔습니다. 하지만 종종 무력감을 느낄 때도 있습니다.

가령 젊을 때부터 담배를 계속 피워왔지만 100세가 다 되도록 큰 병 한번 없이 건강한 사람도 있습니다. 반면, 자신의 몸에 대한 관심이 높아 매일 건강 관리하고 몸에 좋은 것만 먹으며 적극적으로 신경을 쓰지만 젊을 때부터 암에 걸리거나 심근경색증 등이 발병해버린 사람도 있습니다.

나이가 들어도 노쇠하지 않도록 신체와 두뇌를 계속 사용하는 것이 중요하지만 무리한 절제는 하지 않는 것이 좋다고 의사로서 솔직한 의견입니다.

물론 간(肝) 손상이 올 정도로 술을 마신다든지, 몸에 해를 끼치는 것을 해도 괜찮다는 이야기는 아닙니다. 다만 항상 '절제해야 하는데…'라며 신경을 곤두세우지 않아도 되며, 지나치게 금욕적일 필요까지는 없다는 것입니다.

안타깝지만 지금의 의료 기술로는 유전에 의한 질병을 이길 수 없습니다. 부모가 치매라면 자녀들도 치매가 될 가능성이 높고, 암의 경우에는 '암가계(癌家系)'라는 표현까지 있는 현실입니다.

그런데 우리 국민 중에는 유전도 이길 수 있다는 착각하고 있는 사람이 많은 것 같습니다. 과거 제2차 세계대전(전쟁) 전까지는 선진국 가운데에서도 평균 수명이 짧은 국가였지만 전쟁 후 단번에 최장수 국가가 된 점을 들면서 건강 관리에 힘쓰면 심지어 유전병이 있어도 장수할 수 있다는 착각하고 있습니다.

그러나 실제로는 그런 노력 때문이 아니라 먹는 음식이 좋아져서 영양 상태가 개선됐기 때문에 전후(戰後)의 사람들이 장수하게 된 것인데 말입니다.

40세 후 건강 진단의 이상 수치는 '당연'한 것

앞서 '시작하며'에서 언급했듯이 인생 100세 시대의 긴 노후 기간을 활기차게 살기 위해서는 건강 진단을 받을 필요는 없다고 봅니다.

검사 항목 중 일부에서 이상 소견이 나온 사람이 열심히 노력해서 정상 수치를 회복했다고 합시다. 그러면 다소간 심근경색증 등 질병에 걸리기 어려울지는 모르겠습니다. 그러나 건강 수명을 늘리고 젊음을 유지시킨다는 측면에서 전혀 의미가 없습니다.

　건강 진단 검사데이터는 많은 경우 건강하다고 생각되는 사람들의 평균을 사이에 두고 95% 범위에 들어가는 사람을 '정상'이라 하고, 높은 쪽이든 낮은 쪽이든 그것을 제외한 나머지 5%를 '이상(異常)'이라 판정하도록 되어 있습니다.

　GOT(간(肝)기능 장애 지표 검사로 AST라고도 함) 수치가 높던지, 콜레스테롤 수치가 높던지 그것은 어디까지나 평균에서 플러스, 마이너스 표준 편차(標準偏差)로 결정될 뿐입니다.

　수치가 이상하다고 바로 질병에 걸리는 게 아닙니다. 사실 그런 식의 정확한 검사 방법은 없습니다. 애당초 '건강하다고 생각할 수 있는 사람'인데도, 95%의 범위를 벗어났다는 이유만으로 '이상치'로 간주해 버리는 것입니다.

　건강 진단의 수치는 40대 정도가 되면 개인차가 상당히 커지게 됩니다. 건강 측면에서 문제가 없는 사람이라도 항목에 따라서는 이상 수치가 나오게 됩니다.

　그런데 건강 진단에서 이상 수치가 발견되었는데도 그냥 내버려 둔 사람이 심근경색증에 걸리지 않고, 그때까지 정상치였던 사람이 갑자기 심근경색증이 되어버리기도 합니다.

그 정도로 건강 진단 결과와 실제 건강 상태가 그다지 일치하고 있지 않다는 얘기입니다.

이런 점을 고려하면 70세 이상의 고령자는 검사 결과에 일희일비할 필요가 없지 않을까요? 오히려 건강 진단을 받지 않는 것이 정신 건강에 좋다고까지 생각됩니다. 검진에서 나온 이상 수치를 개선하려고 노력한다는 것 자체가 오히려 노화를 촉진시킨다는 점이 더 큰 문제일 수도 있습니다.

고(高)혈당치를 무리하게 정상치로 하면 위험하다

2008년 2월 가장 권위 있는 의학잡지 중에 하나인 뉴잉글랜드 의학 저널 'NEJM: New England Journal of Medicine'에 당뇨병 치료 성공 여부에 관한 대규모 조사 결과가 발표되었습니다.

이는 '어코드(Accord) 시험'이라 불리는 미국의 연구로 혈당치를 엄격히 관리한 경우와 그렇지 않은 경우를 비교해서 생존율 향상 여부를 검증하기 위해 2001년에 시작했는데, 미국과 캐나다에서 1만 명 이상의 당뇨병 환자를 추적 조사한 신뢰도가 높은 연구입니다.

참고로 근래에는 당뇨병 검사할 때 혈중포도당과 결합한 헤모글로빈의 비율을 보는 '헤모글로빈 A1c(당화혈색소)'가 지표로써 사용되고 있습니다.

정밀 건강 검진(健康檢診)의 혈액생화학 검사 항목이기도 해서 알고 있는 사람들도 많을 텐데요. 이 수치는 6% 미만이 정상이고, 8% 이상이 지속되면 여러 가지 합병증이 발생한다고 합니다.

'어코드 시험'에서는 헤모글로빈 A1c가 7.5% 이상인 1만 명 이상을 대상으로 40~79세의 사망률을 조사했습니다.

그 결과, 헤모글로빈 A1c를 엄격하게 6% 미만으로 유지시키는 "강화요법"을 실시한 5천128명과 7~7.9%를 목표로 완화된 치료를 한 "표준요법" 실시 대상자 5천123명을 비교한 결과 강화요법 쪽의 사망률이 유의미하게 높게 나타났습니다. 더욱이 저혈당의 부작용도 매우 많이 나타나서 일부 조사는 3년 반 만에 중단되고 맙니다.

또 2010년 1월에는 역시 세계 최고 수준의 의학지인 〈랜셋(The Lancet)〉에 '혈당치를 정상치 가깝게 내리면 사망률이 올라간다'고 하는 연구 결과가 게재되었습니다. 이는 '헤모글로빈 A1c를 어디까지 낮추어야 사망률이 가장 낮은지'를 밝히는 연구였는데, '어코드 시험'보다 규모가 더욱 커서 4만8천 명을 대상으로 실시되었습니다. 그 결과 7.1%까지는 헤모글로빈 A1c를 낮출수록 사망률이 낮아지지만 7.1% 아래로 내려가면 내려갈수록 사망률이 높아진다는 것으로 밝혀졌습니다.

결론적으로 당뇨병의 혈당치를 무리하게 정상치로 낮추는 것은 위험하다는 것이 세계 의학계의 추세가 되고 있음을 알 수 있습니다.

당뇨병 환자가
치매에 걸리기 어렵다

저와 같은 노인 의료 전문의사는 예전부터 당뇨병의 폐해가 크다는 것을 체험해 왔습니다.

나이가 들면 누구나 동맥경화가 생기게 되고 혈관벽이 두꺼워지며 혈관이 좁아집니다. 이 상태에서 저혈당을 일으키면 뇌로 포도당이 도달하기 어렵기 때문에 의식이 혼탁해지거나 대소변을 가리지 못하게 되고, 치매 같은 증상이 나타나게 됩니다. 실제 임상 현장에서는 혈당이 높은 '당뇨병 환자는 치매가 잘 안 걸린다'고 흔히들 말하고 있습니다.

제가 근무했던 요쿠후카이(浴風會)병원의 이타가키 테루유키(板垣晃之) 의사의 연구에서는 생전에 당뇨병 환자였던 사람과 그렇지 않았던 사람의 뇌를 해부한 결과를 비교 조사했습니다. 그 결과, 당뇨병 환자였던 쪽에서 알츠하이머형 치매가 8.9%로 당뇨병 환자가 아니었던 쪽의 27.9%에 비해, 훨씬 적다는 것이 밝혀졌습니다. 당뇨병에 관해서는 혈당치를 낮춘다고 해서 마냥 좋은 것도 아니고, 저혈당의 폐해도 크다는 것을 알 수 있게 되었습니다.

다만 일본에서는 아직 혈당치를 정상치로 돌려야 한다고 생각하는 당뇨병 전문의가 많은 현실입니다. 실제로 후쿠오카현(福岡縣)의 히사야마마치(久山町)에서 오랜 기간 계속되고 있는 한 추적 조사(追跡調査)에서는 당뇨병 환자가 그렇지 않은 사람에 비해 2배 이상 알츠하이머 치매가 되기 쉽다는 결과가 나오고 있기도 합니다.

이것은 요쿠후카이병원의 결과와는 정반대인데요. 하지만 요쿠후카이병원과 히사야마마치 간에는 치료 방침에 큰 차이점이 있습니다. 요쿠후카이병원에서는 혈당치가 좀 높은 편이 건강 상태도 좋고, 치매도 되기 어려워서 적극적인 치료는 거의 하지 않는 반면, 히사야마마치에서는 정상치가 되도록 적극적인 치료가 실시되고 있었습니다.

저는 당뇨병 환자가 치매가 되기 쉬운 것은 적극적인 치료로 인해 저혈당 상태가 유지되고 있는 시간대에 뇌(腦)신경 세포를 손상시켰기 때문이라고 믿고 있습니다.

당뇨병의 문제는 혈당치보다도 동맥경화를 진행시키는 것이다

그러면 당뇨병의 문제는 도대체 무엇일까요?

그것은 동맥경화를 진행시킨다는 점입니다.

사실 당뇨병이 무서운 것은 혈당치가 높아짐에 따라 작은 동맥경화가 발생하기 쉽게 되는 것입니다. 신장에 동맥경화가 생기면 "당뇨병성 신증"이 되고, 말초신경에 혈류가 감소하면 당뇨병성 말초신경 장애가 발생합니다.

당뇨병이 실명(失明)으로 이어지는 것도, 안저(眼底)의 동맥경화가 진행되어 혈액이 도달하지 못하기 때문입니다. 동맥경화에 의해 일어나는 병 중 가장 으뜸인 것은 아마도 "심근경색증"일 것입니다.

다만 동맥경화는 질병이라고 생각되고 있지만, 노화 현상이라고도 할 수 있습니다.

이것도 요쿠후카이병원에서 경험했습니다만, 실제 사후 해부를 실시했을 때, 80대 후반에 동맥경화가 생기지 않은 사람은 없었습니다. 동맥경화는 식사나 운동 등 생활습관에 의해 개선 가능하다고 해도 역시 노화 현상이라고 생각하는 것이 좋을 것 같습니다.

한편 혈당치는 낮은 것이 좋다든지, 뒤에 기술하겠지만, 콜레스테롤치도 낮으면 좋다고 하는 '상식(常識)'들은 고령자가 많은 사회에서는 바뀔 필요가 있습니다. 낮은 칼로리로 저영양 상태가 되면 오히려 더 늙어버립니다. 뭐든지 '낮은 게 좋다, 부족한 것이 좋다'라는 소박한 "신앙"은 이제는 슬슬 버려야 할 때라고 생각합니다.

'콜레스테롤은 몸에 안 좋다'는 가짜 뉴스

여기에서 목소리를 높여서 하고 싶은 말이 있습니다. '콜레스테롤은 몸에 안 좋다'라는 것은 가짜 뉴스이며, 잘못된 믿음이라는 것입니다. 오히려, 건강한 노후를 위해서 콜레스테롤은 필수불가결한 물질이라고 할 수 있습니다.

원래 콜레스테롤은 사람을 포함해 동물 신체를 구성하는 지질의 일종인데, 성(性)호르몬이나 세포막의 재료가 되기도 하는 등 생명체에 없어서는 안 되는 물질입니다.

게다가 콜레스테롤은 뇌 속에 '세로토닌을 운반'하는 큰 역할을 수행하고 있다고 생각됩니다.

그렇기 때문에 콜레스테롤 수치가 높은 사람이 우울병에 잘 안 걸린다는 것도 알려지고 있지요. 또한 우울병에 걸린다 해도 쉽게 치료된다고 합니다.

더욱이 콜레스테롤은 중요한 남성 호르몬인 '테스토스테론'의 재료이기도 합니다. 섹스리스가 되기 쉬운 것은 '콜레스테롤을 낮추는 것이 좋다'는 잘못된 인식이 널리 퍼진 결과, 남성 호르몬의 분비가 저하된 것이 그 원인의 하나라고 저는 보고 있습니다.

더불어, 콜레스테롤 수치가 낮으면 암이 발생하기 쉽다는 역학 데이터도 있습니다. 이는 면역 세포의 재료가 부족해졌기 때문일 것입니다.

콜레스테롤이 너무 많으면 '고(高)콜레스테롤 혈증'이 되어 동맥경화를 발생시키는 위험이 높아지는 것은 분명합니다. 그러나 그 수치가 너무 작아도 혈관이 약해져서 뇌졸중을 일으키기 쉽습니다.

원래 일본인의 평균 수명이 세계 최상위가 된 이유 중의 하나는 전쟁 후 콜레스테롤의 섭취량이 증가했기 때문입니다.

콜레스테롤 섭취량이 많아짐으로써 혈관이 튼튼해지고 부드러워져서 출혈성 뇌졸중에 의한 사망자가 격감했고 지주막하 출혈이 아닌 뇌내출혈은 현재 거의 볼 수 없게 되었습니다. 뇌졸중이라 해도 뇌경색이 대부분입니다.

나쁜 콜레스테롤이라고 하는 LDL(저밀도) 콜레스테롤 경우도 나쁘다고 하는 것은 동맥경화와 관련된 것뿐이고, 면역 기능에 대해서는 호르몬의 재료로써 "좋은" 콜레스테롤입니다.

일본인은
'암에 의한 사망'이 많은 민족

이것도 요쿠후카이병원에서의 경험입니다만 고령자의 사체를 부검해보면 거의 모든 사람에게서 어딘가에는 작은 암들이 발견됩니다. 암이 사망 원인이 아니었던 사람도 암을 껴안고 살고 있었던 셈이죠.

우리들의 몸속에는 세포 분열이 평생에 걸쳐 계속되고 있습니다. 어린이가 성인이 될 때까지는 거의 완전하게 세포를 복제해서 성장을 계속합니다. 가령 어린이의 작은 간이나 신장은 세포 복제를 반복하며 점점 크게 자라는 것입니다.

그런데 젊을 때는 정확하고 완전하게 복제가 되었었는데, 아쉽게도 나이가 들어갈수록 세포 복제에서 실수가 나오기 쉬워집니다.

이렇게 잘못된 복제로 출현한 "실패작"은 우리 몸 입장에서 보면 이물질인데요. 암이란 이 실패작 세포들이 제멋대로 증가해버려 생긴 것입니다. 그러니 나이가 들수록 암이 많아지는 것은 당연하다고 할 수 있겠습니다.

이미 알고 있는 사람들도 많겠지만, 일본인의 사망 원인 1위는 암입니다.

4명 중 1명이 암으로 사망할 정도로 '암대국(癌大國)'입니다. 그렇게 된 큰 요인이 "장수화"인데요. 나이가 들수록 암을 가진 사람이 증가하기 때문에 당연히 암으로 사망하는 사람도 증가하는 것입니다.

다만, 우리보다 훨씬 비만이 많은 유럽과 미국 등 선진국에서는 암으로 인한 사망이 감소하고 있는 것도 사실입니다.

암은 1981년에 사망 원인 1위가 되었습니다. 선진국 중에서도 빠른 속도로 암이 사망 원인 1위가 된 나라입니다. 장래에는 2명 중 1명이 암으로 죽게 될 것이라고 쑥덕거릴 정도로 일본은 '암으로 죽는 나라'입니다.

콜레스테롤 수치가 높은 편이
암에 덜 걸린다
●

콜레스테롤 수치가 높다고 진단을 받으면 이를 낮추기 위해 식사 제한을 하는 사람들이 많습니다. 하지만 콜레스테롤 수치를 낮추면 신체적으로나 뇌(腦)기능적으로도 노화가 진행되고 맙니다. 면역력이 떨어지고 우울병에 걸릴 리스크도 올라갑니다.

남성 호르몬 생성이 감소해서 의욕이 떨어지고 뇌의 신경 세포 시냅스 기능이 저하된다는 보고도 있습니다.

즉 건강해지기보다는 '건강하지 못한 노인'이 되어버리는 것입니다.

그럼 도대체 왜 콜레스테롤치를 낮추도록 지도를 받는 것일까요?

그것은 '동맥경화예방'이라고 하는 미국의 "건강론"을 우리 의학계가 그대로 신봉하고 있기 때문입니다. 미국에서의 사망 원인 1위는 심장병입니다. 암으로 사망하는 사람보다 많은 사람이 심장병으로 사망하고 있어서 심근경색증 예방이 장수를 위한 건강 대책으로 선정되고 있는 셈입니다.

그러나 우리의 질병 구조는 전혀 다릅니다. 암으로 사망하는 사람이 허혈성 심장 질환으로 사망하는 사람보다 10배 이상 많으며, 심근경색증으로 죽는 사람의 수는 OECD 국가 중에서도 가장 적습니다.

이렇듯 질병 구조나 식생활이 전혀 다른데도 '콜레스테롤은 나쁜 것'이라고 하는 미국식 "건강론"이 믿어지고 있는 것입니다. 암으로 사망하는 사람 수가 가장 많다면 콜레스테롤 섭취 제한 같은 것은 해서는 안 되고, 면역 활성을 높일 방안을 생각하는 편이 오히려 장수에 기여합니다.

검진 결과와 실제 건강 상태가
연계되지 않는다

건강 진단에서 혈당치나 콜레스테롤 수치가 '정상치'를 넘어서 '의사한테 수치를 낮추도록 지도를 받았다'고 말하는 사람들이 많습니다. 그런데 저는 전술한 바와 같이, 건강 진단 결과는 실제 건강 상태와 연결되지 않고 있다고 생각합니다.

현재 우리의 건강 진단에서는 일반적으로 50~60개 항목에 대한 검사를 실시하는데, 이들 중 건강에 영향을 준다는 확실한 근거가 있는 것은 혈압, 혈당치 등 5개 항목 정도입니다. 즉, 혈압이나 혈당치가 아주 높은 경우는 그 시점 또는 장래에 그 사람의 몸에 명백히 좋지 않은 일이 일어난다(이것도 확률론입니다만)고 인정되지만, 그 외의 항목들은 수치가 좋던, 나쁘던 거의 믿기가 어렵습니다.

건강 진단을 받은 사람이 콜레스테롤이나 혈압 수치에 일희일비하는가 하면, 이상치가 원인이 되어 발생한다고 하는 동맥경화나 뇌경색, 심근경색증 등 중증 질병이 될까 두려워서 예방하고 싶다고 생각하기 때문일 것입니다.

그러나 실제로는 건강 진단에서 나쁜 수치가 나온 이후에 그냥 내버려 두었는데도 심장이나 혈관이 거의 좁아지지 않았다는 사람이 있는가 하면, 반대로 제대로 정상치였음에도 심근경색증으로 쓰러져 버린 사람도 있습니다.

더 큰 문제는 현재 건강 진단과 건강 상태를 연계한 장기적인 대규모 조사로 추적하는 연구가 전무하다는 것입니다.

사실 이와 같은 연구를 대학병원 의사들이 꺼리는 이유는 후생노동성이 사태 파악을 제대로 못하고 있다는 측면도 있지만, 연구비를 지원해 줄 (투약을 늘리는 연구는 제약회사가 스폰서가 됩니다만) 스폰서가 없기 때문입니다. 때문에 질병 구조도 식생활도 전혀 다른 해외 데이터를 무리하게 신봉하고 있는 현실이 계속되고 있습니다.

절제 때문에
'노쇠해진 모습은' 미덕인가
•

'불로장생'이라고 하면 중·노년에 고목(古木)처럼 야위고

가늘어진 몸매의 신선 같은 이미지가 우선 떠오르지 않습니까? 일체의 욕망을 끊고 절제로 깡마른 모습이 우리의 미의식(美意識)이라는 점은 부정할 수 없습니다.

에도 시대의 베스트셀러《요조쿤(養生訓)》에는 〈소식을 하라〉, 〈적당한 양을 알아라〉, 〈큰소리로 소란을 피우지 말고 기력을 배양하라〉고 계속 반복하면서 많이 먹고, 욕심내는 것을 삼가고 절제하는 것이 건강 장수의 비결이라고 주장하고 있습니다. 저자인 카이바라 에키켄(貝原益軒)은 유학자로서 도덕적인 말을 한 것이지만, 이것이 당시 사람들의 감각에도 잘 맞았던 것 같습니다.

그런데 카이바라 에키켄이 살던 시대로부터 300년이 지난 지금도 절제와 소박한 식사가 장수의 최대 조건인 것처럼 생각되고 있습니다.

"콜레스테롤치가 높으니 계란을 먹지 않는 것이 좋아요."

"고기 섭취를 줄여주세요."

"지방은 비만의 원인이니 가능한 섭취하지 않는 것이 좋아요."

그러나 뭐든지 "중용(中庸)"이라는 것이 있고, 지금 현재 중용 상태로 잘 있는 사람이 절제를 한다면, 오히려 몸에 좋지 않은 법입니다. 혈당치나 혈압이 명백히 높다면 낮출 필요가 있겠죠. (사실은 이에 대해서도 여러 가지 의견들이 있습니다만) 하지만 중용 상태에 있는 사람이 '낮은 편이 안심되니까 더 내리자'고 생각하는 것은 현명하지 못합니다.

절제와 다이어트는
오히려 노화를 촉진시킨다

•

　이상적인 건강 상태에 있는 사람이 의도적으로 그 상태를 벗어나려고 하는 것이 현재의 "다이어트 붐"입니다.

　혈당치나 혈압에 아무 문제가 없고 약간의 비만 상태인 사람이 식사량을 줄이면 비타민이나 단백질, 콜레스테롤 등의 영양이 부족해지고 대사가 악화되어 노화가 진행되어 버립니다.

　포도당을 에너지로 바꾸는 과정에는 비타민 같은 물질이 필요한데 부족할 경우 섭취한 칼로리를 에너지로 유효하게 활용할 수 없게 됩니다. 제대로 소비되지 못한 칼로리는 지방의 형태로 저장되고 기초 대사(基礎代謝)가 나빠져서 소위 '나이살'이 되어버립니다.

그러면 배가 고파 고통스러울 지경인데도 체중은 전혀 줄어들지 않는 악순환에 빠져 버리게 됩니다.

40대, 50대에 흔히들 '젊을 때보다 훨씬 덜 먹는데도 살이 찐다'는 사람들이 있는데, 이는 대사가 나빠진 전형적인 케이스라고 하겠습니다.

대체로 '부족한' 편이 '남는' 것보다 몸과 뇌에 좋지 않습니다. 게다가 나이가 들수록 부족한 것으로 인한 해로움이 나타나기 쉽습니다. 이는 신체의 항상성을 흐트러뜨리는 경우가 발생할 때 적응할 여유가 없어졌기 때문입니다.

가령 여름철 아이들은 밖에서 놀거나 운동을 해도 아무렇지도 않지만, 노인의 경우에 약간의 탈수 상태나 영양실조 상태를 방치해두는 것만으로도 쉽게 쇠약해지고 죽음에 이르는 경우가 드물지 않습니다.

40~50대는 지금까지 '금욕적인 생활을 하는 것이 좋다'고 과신하는 경향이 있습니다. 카이바라 에키켄의 시대에는 어

찌 되었든 (당시 평균 수명은 30대였다고 합니다) 현대에는 나이가 들수록 절제와 다이어트는 노화를 촉진시킨다는 것이 명백해 지고 있습니다. 40대, 50대라면 몰라도 60대 이후는 의식을 바꾸어야 할 필요가 있지 않을까요?

의사가 알려주는
'약물의 손익계산서'

•

만약 지금 복용 중인 의약품 수를 줄이고 불필요한 수술도 하지 않는다면 고령자들은 보다 건강해지고 생활의 질도 향상될 것입니다. 결과적으로는 의료비 절감으로까지 이어진다고 생각할 수 있습니다.

일례로 지난 2007년 재정 파탄이 발생한 북해도(北海道)의 유바리시(多張市)에서는 그때까지 있던 171개 병상의 종합병원이 문을 닫게 되었습니다. 의료기관이라고는 19개의 병상이 있는 진료소뿐, 유바리시에는 CT나 MRI가 한 대도 없게 되어버렸습니다. 그런데 이상하게도 시민들의 평균 수명이 줄어들지 않고, 심근경색증이나 암으로 인한 사망률이 오히려 감소했습니다.

한편 코로나-19가 유행한 2020년 전국 사망자 수가 예년보다 약 1만 명 감소하여 주목받았습니다. 그러니까 지금까지 고령화로 매년 2만 명 정도씩 사망자가 증가하고 있었던 점을 감안해 보면 실질적으로는 사망자 수 감소가 3만 명인 셈입니다.

저도 의사로서 근무하며 겪은 일이지만 병원에서 신형 코로나 감염증을 옮길 수 있다는 우려 때문에, 고령자가 진료를 받지 않고 정밀 검사(CT나 MRI 등) 받는 사람도 격감해 이러다가 '사망자가 증가하는 건 아닐까'라는 우려했던 것이 사실입니다. 그런데 실제로는 정반대의 현상이 일어났습니다.

어떻게 된 일일까요?

아무래도 지금까지 우리들이 생각했던 '고령자에게 열심히 의료서비스를 제공하면 건강하고 오래 살 수 있다'라는 "상식"은 맞지 않는 듯합니다.

근본적인 문제는 고령자에 대한 약물의 적정 사용법을 밝히기 위한 대규모 조사가 아직도 일본에서는 진행되지 못하고 있다는 점입니다. 만약 의료비 증대에 따른 재정 파탄을 막고자 한다면 그런 대규모 조사를 시급히 실시해야 할 것입니다. 그 조사 결과에 따라, 고령자에게 과다한 약 처방을 적정 수준으로 바꾸는 것이 해결책이 될 수 있을 것입니다.

사실 그런 연구는 진작에 해야 했고, 잘못된 것을 지적했어야만 했습니다. 그러나 제약회사의 접대 금지 이후 다소의 변화가 있긴 해도, 지금까지 일본 노인의료학회는 제약회사와 모종의 관계를 가지고 고령자에게 점점 많은 약을 처방하는 잘못된 방향으로 이끌어 왔습니다. 게다가 후생노동성의 공무원들도 퇴직 후 제약회사를 가고 싶어 하니 의료 개혁에 대한 동기부여가 전혀 안 되는 것입니다.

그렇다고 해서 이런 의료를 계속하면 재정 파탄이 될 것은 틀림없습니다. 따라서 고령자에 대한 투약을 감소시킬 연구가 반드시 시작되어야 합니다. 그 결과 과다 처방으로 인해 오히려 고령자 생활의 질이나 건강 수준을 떨어뜨리고 있다는 실태가 명백히 드러나면 이 책에서 제가 주장하고 있는 것이 그렇게 '과격한 주장'이 아니었다는 것을 알 수 있는 날이 올 것입니다.

반드시 그렇게 해야 잘못된 상태가 개선되고 인생 100년 시대에 걸맞은 의료가 됩니다.

정말 유익한 검사는 '심장과 뇌의 정밀 건강 검진'뿐이다

앞에서 '건강 진단은 불필요하다'고 했습니다. 하지만 돌연사를 피하기 위해서는 CT, MRI 등을 활용한 '심장(心臟)정밀검진'과 '뇌(腦)정밀검진'은 받을 가치가 있다고 생각합니다.

건강 진단은 정상치 범위에서 아래위 어느 쪽이든 벗어나면 '이상(異常)'이라고 판단할 뿐입니다. 사람마다 개인차를 인정하지 않고 수치만으로 판단하려고 하는 시스템입니다.

그러나 심장과 뇌의 정밀 검진은 몸 상태를 제대로 볼 수 있습니다. 개인차도 고려해서 판단이 이루어집니다. 심장의 정밀 검진으로 심장을 둘러싼 관상동맥 어딘가에 협착이 발견되면 이를 넓혀줄 처치도 받을 수 있습니다. 해리성 대동맥류 등이 발견될 경우에도 어느 정도의 처치를 기대할 수 있습니다.

관련해서 지인에 대한 이야기를 해보겠습니다.

그 사람은 혈당치도 정상, 콜레스테롤치도 정상, 마른 체형으로 '검진은 받을 필요가 없다'고 늘 생각하고 있었습니다. 그런데 가끔 가슴에 통증이 있어서 진료받으러 갔더니 심장 CT를 찍어보자고 해서 찍은 결과, 심한 협착이 발견되었습니다. 심근경색증 일보 직전이었습니다.

곧바로 협착을 넓히는 조치를 받았고 지금까지도 건강하게 지내고 있지만, 만일 또다시 그런 상태가 생겨 방치되어 버린다면 혈관이 막혀 살 수 없을 가능성이 크다고 할 수 있습니다.

콜레스테롤치나 혈압이 높은 것이 왜 나쁜 것인가하면 동맥경화를 일으키기 때문입니다.

다만 그 반대로 콜레스테롤치나 혈압을 정상치로 억제하고 있다고 해서 '동맥경화는 문제가 안 된다'라고 확신하는 것도 매우 위험합니다. 수치가 정상인지 비정상인지에 일희일비할 것이 아니라 관상동맥의 협착이 진행되고 있나 없나를 실제로 확인하는 것이 훨씬 중요합니다.

70대에 행복한 고령자

뇌의 정밀 검진도 MRI로 뇌혈관을 볼 수 있어서 어느 정도 크기의 동맥류를 발견할 수도 있습니다. 조기에 발견하면 카테터(Catheter)를 이용해서 예방 처치를 받을 수도 있습니다.

이렇게 심장과 뇌의 정밀 검진은 유익한 검사가 될 수 있습니다.

검진의 의미는 '20년 후의 건강 상태를 예측하는 것'

저는 건강 검진을 받는 의미가 그래도 있다고 한다면 그것을 토대로 자신의 '20년 후' 건강 상태를 예측하는 것이라고 생각합니다. 검사에서 콜레스테롤치나 혈압, 혈당치가 높게 나온다면 동맥경화의 위험인자가 되지만, 정말 그것이 원인이 되어 뇌경색이나 심근경색증이 되는 것은 대체로 20년 정도 지나서이기 때문입니다.

따라서 만일 40대에 혈압, 혈당치에 이상치가 나오기 시작했다면 그 검사 결과를 지나치게 두려워하지 말고 뇌경색이나 심근경색증이 앞으로 '20년 내에' 발생할 수 있다고 생각하며 그렇게 되기 전에 심장과 뇌의 정밀검사를 받도록 마음의 준비를 하는 것이 중요합니다.

이렇게 생각하는 것을 '20년 이론(理論)'이라 부르기도 합니다. 요약해서 말하면 흡연이든 음주든 40대의 경우 질병이 될 리스크가 20년 후에 찾아온다는 의미로 조기에 대처하자는 것입니다.

아마 이 책을 읽고 있는 독자 여러분은 40대, 50대 때 건강 진단을 받고 절제를 으뜸으로 하는 '빼기 의료'를 의사로부터 권장을 받았던 경험이 있을 것입니다. 그것을 실천해서 20년 후인 지금 현재 건강하게 잘 지내고 있는지요? 하지만 '빼기 의료'가 효과를 보는 것은 기껏해야 40대까지입니다. 그 이상의 연령이 되면 '더하기 의료'가 더욱 중요하게 됩니다.

결국 '우선 심장이나 뇌(腦)정밀검진(CT, MRI)를 받고 돌연사 위험만은 피해야 하며 건강 진단 결과를 맹목적으로 두려워해서 뇌를 걱정시키거나 필요 이상의 절제를 하지 말고 즐거운 삶을 살자' 이렇게 하는 것이 정신 건강에도 이롭습니다.

제 2 장

나이대별
'의학적으로
올바르게'
사는 방법

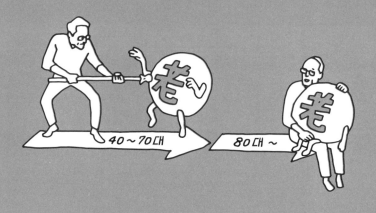

40~70대

80대~

40대 이후의
'미래 예상도'

고령 환자 전문의 정신과 의사로서 평소 많은 환자를 만나
본 저는 환자들이 '노화와 싸우는 파'와 '노화를 받아들이는
파'로 나누어져 마치 대립하는 듯한 구도로 되어버린 것에 대
해 뭔가 잘못되어 가고 있다는 느낌을 가지고 있습니다.

'노화와 싸운다'는 생각은 인생의 어느 시기까지는 분명 헛
된 것은 아닐 것입니다.

최신 의학을 비롯해 최첨단 지식을 공부하고 실천하면 40
대, 50대는 물론 사람에 따라서는 60대가 되어도 외모뿐만
아니라, 뇌나 혈관의 젊음을 어느 정도까지 유지할 수 있습
니다.

의학의 힘에 의존하며 대략적인 목표로 70대 정도까지는
노화와 싸우는 것이 괜찮을 듯합니다. 그러나 70대를 넘어
적당한 때가 오면, 이제는 충분히 준비를 잘하여 '노화를 받
아들이는' 단계로 옮겨가야 합니다.

70대에 행복한 고령자

A냐 B냐 양자택일의 문제가 아니라 아주 단순하게 그냥 노화와 마주서면 되는 것입니다.

그런데 원래 '노화를 받아들인다'라는 건 말처럼 그리 간단치는 않습니다. 이를 실행하기 위해서는 50대, 60대, 70대…… 나이가 들면서 어떤 일들이 기다리고 있는지 그때가 되기 전에 어느 정도 머릿속에 그림을 그려놓을 필요가 있습니다.

언제 어떤 일들이 나의 몸과 마음에 생기고, 그것은 실제로 또 어떤 것일지를 알 수 있도록 '인생의 미래 예상도'를 마음속에 확실히 가지는 것이 인생 100년 시대를 살아가야 할 우리에게 큰 도움이 됩니다.

그래서 지금부터는 나이별 변화를 구체적으로 정리해 보고자 합니다.

40대는
'노화의 시작'

▶ '깨끗한 뇌'는 30대까지가 한계

인간의 뇌(대뇌피질) 표면적은 거의 신문지 1면 크기(2,200 ㎠) 정도입니다. 뇌의 각 부위의 면적을 크기순으로 정리해 보면, 전두엽 41%, 측두엽 21%, 두정엽 21%, 후두엽 17%입니다. 모든 동물 중에서 전두엽이 이 정도로 발달한 것은 인간 외에는 없습니다.

사람이 중년 이후에 경험하는 뇌의 변화 중 가장 중요한 것은 전두엽의 위축이 '40대부터 시작한다'는 점입니다.

행복한 노후를 보내기 위해서는 전두엽의 위축을 조금이라도 늦추는 것이 중요합니다.

전두엽에 관해서는 이 책에서도 자주 등장하는데, 여기서는 그 기능에 관해 설명하겠습니다.

전두엽이란 대뇌의 앞쪽에 있으면서 사고, 창조, 의욕, 이성 등을 관장하는 부분입니다.

본능적으로 화를 내거나 울거나 하는 감정이 아니라 보다 행동적이고 인간적이며, 호기심이나 감동, 공감이나 설렘 같은 미묘한 감정을 담당하고 있습니다. 이 부분이 쇠퇴하면, 의욕이 저하되고 감정 조절이 되지 않으며, 평소와 다른 일에 대한 대처를 어렵게 합니다.

여러분들이 뇌에 대한 이미지를 그릴 때는 아마도 의학 교과서의 뇌 해설도처럼 두개골 안쪽에 빈틈없이 꽉 찬 상태를 떠올릴 텐데요. 하지만 사실은 그렇게 '깨끗하게' 뇌 상태를 유지할 수 있는 것은 30대까지입니다.

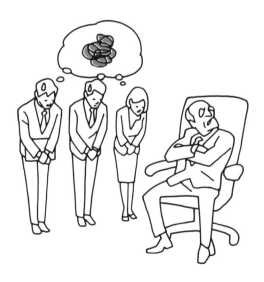

이르면 40세를 넘길 무렵부터 두개골과 뇌 사이에 조금씩 틈이 생기기 시작하고 나이가 들면서 그 틈은 점점, 커지게 됩니다. 그 때문에 30대와 비교하면 의욕이나 창조성 같은 요소가 현저하게 부족해지는 것입니다.

▶ 40대부터 중요한 '감정의 노화 예방'

동맥경화도 빠른 사람은 40대부터 시작합니다. 골다공증으로 괴로워하는 여성도 40대부터 증가하기 시작합니다.

그렇지만 통상 40대 때 신체 기능은 그다지 쇠퇴하지 않습니다. 문제는 마음과 감정에서 노화가 시작되는 사람이 생기는 것입니다.

어느새 새로운 것에 마음이 내키지 않게 됩니다.

'귀찮아'라고 생각하는 일도 늘어나죠.

여러 가지 일들에 대해 악착같은 면들이 사라집니다.

이를 제 방식대로 표현해 보면 '그냥 됐네 증후군'이라고 할 수 있겠습니다.

그렇게 소극적인 생활로 감정이 노화되면 마치 그 뒤를 따라가기라도 하듯이 뇌와 몸의 노화가 진행되어 버립니다.

사람에 따라서는 이런 상황이 40대부터 점점 진행되어 갑니다.

▶ 40대부터는 남녀 모두 성호르몬의 감소에 주의해야!

사실 40대에 일어나는 신체적 변화 중 아마도 그 사람의 생활에 가장 광범위한 영향을 미치는 것은 '성(性)호르몬 분비량의 감소'일 것입니다. 즉, 갱년기 장애가 시작되는 것이죠.

갱년기 장애는 예전에는 여성에게만 생긴다는 이미지가 강했습니다. 그런데 2000년대에 들어와서 만화가인 하라타이라(2006년 작고) 씨가 작품 속에서 자신의 투병 체험을 언급함으로써 남성에게도 갱년기 장애가 [현재는 '후기발현 성선기능저하증(Late-onset hypogonadism, LOH)'] 있다는 것이 널리 알려지게 되었습니다.

남성 호르몬이 감소하면 당연히 성욕 감퇴가 생기지만 최근 급진전하고 있는 연구에 따르면 성욕뿐만 아니라 전반적인 의욕 감소가 일어난다는 것이 밝혀졌습니다. 남성이 중년 이후에 대인 관계가 귀찮아지고 집에만 틀어박혀 정년 후에 '떨어진 낙엽'이라고 놀림감이 되는 것도 바로 이 남성 호르몬의 감소에 의해 일어나는 일들입니다.

반면 여성은 갱년기 이후 남성 호르몬이 오히려 증가하여 의욕적이 되고, 이전보다 대인 관계가 풍부해지는 것도 드물지 않게 볼 수 있습니다.

아마 노인들의 단체 여행에 여성이 많은 것도 이런 이유 때문이지 않을까 싶습니다. 아울러 남성 호르몬 분비가 감소 되면 판단력이나 기억력도 둔화된다는 것이 밝혀지고 있습니다.

50대는
신체보다 정신 건강을

▶ 심신의 쇠퇴가 현실로 나타나는 50대

50대가 되면, 전두엽 위축이 더욱 진행되고 세로토닌의 분비량이 감소합니다. 그 때문에 우울증이 되기 쉬워집니다.

매일 회사에 출근하지만 일에 대한 정열은 벌써 없어져 버렸고 나쁜 의미로는 '시들어버린 사람: 카레타 히또'도 있는가 하면, 반대로 직장에서 폭군이 되어 부하 직원들을 부려 먹고 젊은 직원들의 의견을 제멋대로 깔아뭉개버리는 사람도 있습니다. 일반적으로 '노해(老害)'라고 불리는 상태입니다.

흔히 정재계(政財界)에는 70대, 80대가 되도 실권을 계속 잡으며 '노해'로 비판받는 사람이 매우 많다는 인상이 있습니다만 그 정도 지위에 있을 수 있는 사람은 일반적으로 우리 주위에는 매우 드뭅니다. 현실적으로 젊은 직원들과 중견 사원들이 '노해'라며 싫어하는 상대는 조직 내의 50대에 가장 많지 않을까 싶습니다. 한편 심근경색증이나 당뇨병도 40대에는 적게 발생하지만 50대가 되면 나름 많은 사람에게서 발생하게 됩니다. 신장에도 조금씩 문제가 생기고 암이 발생하는 사람도 나오게 됩니다.

▶ 가족 관계의 리스크와 마주하다

50대가 되면 가족 내 여러 가지 리스크들이 표면화되는데, 대표적인 것으로 다음의 3가지를 들 수 있습니다.

① 자녀 양육

50대 부모가 자녀에 대해 걱정하는 것은 아마도 자녀들의 취직 문제가 아닐까 싶습니다.

최근 비정규직 비율이 계속 증가하고 있고, 운 좋게 정규직으로 채용됐다고 생각했더니 알고 보니 그 회사가 "블랙 기업"이었다는 경우도 있습니다.

사회인으로서의 경험이나 인생살이의 지혜를 발휘해서 조금이라도 안정된 회사에 자녀를 이끌어 주려고 하는 것이 부모의 역할입니다.

그런데 반드시 대학을 나와서 취직을 한다는 고도성장기 이후 계속 이어져 온 방식에 대해서는 다시 생각해 볼 필요가 있습니다. 즉, 대학원을 진학하거나, 직업훈련학교, 자격 취득에 도움이 되는 교육기관(의료계 전문학교나 대학, 법과대학원이나 세무사 예비교)에 다니게 하는 것도 앞으로의 시대에 유효하지 않을까 싶습니다.

또한 고등학교 졸업 후 외국대학으로 진학시키는 것도 생각해 볼 수 있겠죠.

부모가 아직 50대로 수입이 있다면, 제 자식을 위해 다시 한번 더 교육에 투자하는 것도 하나의 방법이 되겠습니다. 이것은 상당한 자산을 모으지 않았다면 정년 후에는 하기 어려운 선택이기 때문입니다.

② 노부모의 개호(이하 간병 또는 요양)

50대라면 부모가 80대가 되는 사람이 많을 것입니다. 80대에는 치매 증상이 시작될 확률도 매우 높으며 고령과 질병 탓에 근육량이 감소하고 전신의 근력이 떨어지는 '사르코페니아(Sarcopenia)' 같은 질병도 증가합니다.

또한 자녀가 자신의 노부모를 직접 간병하는 경우는 '차마 부모의 이런 모습은 보고 싶지 않았다'라는 생각이 앞서서 냉정한 돌봄이 어려운 경우도 있을 것입니다.

그런 점에서 폴린 보스(Pauline Boss)라는 미국 심리학자가 제창한 바 있는 '애매모호(曖昧模糊)한 상실(喪失)'이라는 개념을 도입하면 치매 간병 가족들이 겪는 이런 고생을 어느 정도 받아들이기 수월하게 해줄지도 모르겠습니다.

'애매모호한 상실'이란 원래는 전쟁이나 큰 재해가 발생했을 때 가족, 친구, 연인의 사체 행방을 알 수 없는 경우, 즉 사망이 확정된 것은 아니지만 아마도 사망했을 것이라고 생각되는 상실 체험을 말하는데, 저는 이것을 치매 환자의 간병에도 적용해야 한다고 제창하는 것입니다.

왜냐면 실제로 사망한 것이 아닌 것은 물론이거니와 얼굴 모습도 옛날 그대로이지만, 하는 말이나 생각의 내용이 원래 부모가 더이상 아니게 된 형태의 '애매모호한 상실'이기 때문입니다.

치매가 더욱 진행되어 가족의 직접 간병이 더이상 어려운 경우도 나타납니다. 그럴 때 간병하는 쪽에서 부모의 치매를 '애매한 상실 체험'으로 받아들여 단정할 수 있다면 그만큼 스트레스를 경감할 수 있지 않을까 생각합니다.

③ 황혼 이혼

50대에서 60대에 일어날 수 있는 황혼 이혼 가능성에 대해서도 생각해 둘 필요가 있습니다.

40대까지 함께 살아온 부부는 자녀 양육을 필두로 '사회적 역할'을 다하기 위한 '동지(同志)' 또는 '공동사업자(共同事業者)'라는 의미도 있습니다. 자녀가 성인이 된 이후에는 앞으로의 인생을 두 사람이 함께 즐기며 살자는 문자 그대로 '백년해로' 즉, 노후를 함께 하는 상대라는 의미가 커지게 됩니다.

여기서 중요한 것은 '이 사람을 위해서라면 노후에 어떤 병간호도 마다하지 않겠다'고 과연 서로 생각하고 있는가 아닌가입니다.

물론 지금 함께 사는 배우자가 40대까지 함께 지내왔던 사람과 같은 사람이라면 이상적이겠지만 현실에서는 얼마든지 그렇지 않을 수도 있으니까요.

그때는 도덕이나 세상에 대한 체면 같은데 얽매일 필요 없이 선택지의 하나로써 배우자를 새로이 만나는 것도 생각할 수 있겠습니다.

60대: 정년과 건강

전두엽은
전성기의 85%

•

사회생활에 있어서 가장 큰 변화인 '정년퇴직'이 일어나는 60

대는 특히 많은 문제가 표면화되는 시기라고 할 수 있습니다.

때문에 우선은 60세에서 65세 사이에 정년퇴직을 한다고 인생 여정을 구분 지어 놓아야 합니다.

정년퇴직을 하면 사소한 것에도 정색하고 화를 내는 경우가 많아집니다. 지인이나 가족과 대화할 때도 자신의 뜻대로 되지 않으면 '참을 수 없게 되는' 상태가 되어버립니다.

이는 전두엽의 위축이 진행되어 감정 억제가 되지 않기 때문입니다.

사실 40대의 전두엽 기능이 전성기의 95% 정도라면, 50대는 90%, 60대는 85% 정도로, 60대가 됐다고 해서 전두엽 위축이 갑자기 증가하는 것은 아닙니다.

그러나 똑같이 '고집이 센 사람'이라고 해도 50대까지는 대부분 회사 등 조직의 일원으로서 생활해야 할 입장이기 때문에 어느 정도는 인간관계를 배려해야 하고 의견이 달라도 참아야만 합니다. 하지만 그렇게 자신을 억눌러 왔던 조직 생활에서 완전히 벗어나는 60대가 되면 긴장이 풀어져 버리게 됩니다.

제2의 취직에서 우울병이 되는
두 가지 이유

　•

　현재 60대는 아직까지 활동에 큰 문제가 없고 연금 지급이 개시될 때까지 몇 년을 기다려야 하기 때문에 정년 후에 '제2의 취직'을 하는 사람이 적지 않습니다.

　그러나 이와 같은 정년퇴직 후 재취업 시에는 원래 다니던 직장보다 나은 조건으로 고용되는 경우는 거의 없다고 봐야겠죠. 게다가 가뜩이나 전두엽 위축이 계속되는 상태에서 여러 가지 당혹스러운 일을 당하게 될 새로운 환경으로 뛰어들기 때문에 상당히 고생스럽습니다.

　"고전적인 정신분석"에 따르면 우울병의 최대 원인은 '대상(對象)의 상실'이라고 합니다. 사랑하는 대상을 잃었을 때 사람은 심리적 불안으로 우울병 상태에 빠지고 맙니다.

　특히 남성의 경우 회사 안에 술 한잔 같이할 상대나 함께 마작 놀이할 상대조차 없는 경우가 흔히 있습니다. 카이샤닝겐: 회사인간(會社人間)이라고 회사 일에 워커홀릭인 사람은 정년이 돼서 회사를 떠나면 마음을 의지할 곳도 인간관계도 한꺼번에 사라져 버리기 때문에 상당히 큰 대상 상실을 겪게 된다고 할 수 있습니다.

한편 "현대의 정신분석"에 따르면 '자기애 상실'이 가장 정신 건강에 안 좋다고 합니다.

이는 자기애가 채워지지 않은 상태를 말하는데, 자기애를 채워주고 있던 대상을 상실하여 불쾌하고 화가 나는 상태가 되는 것입니다.

자신의 역할을 인정해주고, 자신을 존경해 주던 사람, 마음의 버팀목이 됐던 사람, 그리고 동료였던 사람, 이런 사람들을 잃는 것이 자기애 상실이라고 할 수 있습니다. 회사를 떠남으로써 자신을 소중하게 생각해주던 사람들이 한꺼번에 없어져 버리게 되는 것입니다.

종신고용과 연공서열(없어졌다고는 해도 아직 그 기풍은 남아있을 것입니다) 시스템하에서의 정년퇴직이란 '대상 상실'과 '자기애 상실'을 동시에 일으킬 계기가 되므로 정신 건강에는 '대단히 나쁜 시기'라 하겠습니다.

직장 이외의
인간관계 구축을 해두어야

●

대상 상실이나 자기애 상실에 빠지지 않기 위해서는 이 연령대가 되기 전에 미리 예방 대책을 세워두는 것이 가장 좋습니다.

우선은 퇴직 전에 "직장 밖"의 인간관계를 미리 구축해 두어야 합니다. 취미 활동으로 친구를 만들 수도 있고, 살고 있는 동네의 자치회 등에서 공적인 역할을 맡아서 먼저 자리를 잡아 놓는 것도 방법이 될 수 있습니다.

'카이샤이노치(會社命) 즉, 회사가 나의 전부라고 생각하고 있으면 그곳을 떠났을 때의 상실감이 무척 크기 때문에 가정에서든 거주지에서든 부모의 병간호를 하든, 자신의 새로운 역할을 미리 모색해 두는 것이 중요합니다.

자기애 상실의 경우는 회사 밖에서 자신을 필요로 해주는 곳이나 자신을 존경해 주는 사람을 찾는 것이 좋습니다. 일본의 기술자가 정년 후에 중국이나 한국에 초청되는 것이 드물지 않습니다만, 사람은 무릇 자신을 존경해 주거나 스승으로 알아주는 곳에 있으면 정신 건강을 잘 유지할 수가 있습니다.

이를 위해서는 정년까지 자신의 시장 가치를 높이도록 능력을 배양하는 것이 필요하겠죠. 가령, 경리 분야에서 전문가, 영업 분야에서의 전문가 등 신흥 기업들이 탐낼 인재가 될 수만 있다면 끝나는 겁니다. 또한 자격증을 취득하는 것도 방법이 되겠습니다.

어쨌든 40대, 50대 때부터 그런 방법들에 대한 정보들을 잘 모아서 정년 후에도 자기애가 충만한 상태를 유지해 주시면 좋겠습니다.

부모를 떠나보내는
'부모의 죽음'에 주의해야

·

자녀들이 아무리 열심히 부모의 간병에 노력을 기울인다 해도 최종적으로는 "사별(死別)"일 수밖에 없습니다.

부모의 죽음은 누구라도 풀이 죽을 수밖에 없는 일이지만 예상 못했던 죽음과 어느 정도의 예상 속에 찾아온 죽음은 받게 될 정신적 손상의 크기가 매우 다릅니다.

그런 점에서 현대에는 다행인지 불행인지 의료의 발전 덕분에 돌연사를 제외한다면 부모의 죽음을 받아들일 수 있는 시간적 여유를 쉽게 확보할 수 있습니다.

그 때문에 부모의 죽음에 따른 상실감은 보통 극복 가능해졌지만 제대로 극복하지 못하고 부모를 잃은 상황에 깊게 빠져 버리는 사람도 있습니다. 특히 부모의 병간호를 위해 "이직"까지 한 사람이나 "독신의 중년 남성" 등이 부모의 죽음으로 인한 상실감에 빠지기 쉽다고 합니다. 그러나 다행히 이런 사람들도 다른 사람들과의 지속적인 접촉이 있다면 이후에 이런 상태가 계속 이어지지는 않습니다.

그래서 저희 병원에 부모의 죽음으로 인한 상실감에 빠진 환자가 내원하면, 형제든 친구든 누구라도 좋으니 주위 사람들과 더욱 대화를 많이 할 것을 권해드리고 있습니다.

또한 제가 주관하는 "치매 가족 모임" 같은 곳에서는 치매 부모를 간병하는 회원에 대해 다른 회원들이 여러 가지 일을 자발적으로 도와주는 환경을 조성하고 있습니다. 이러한 환경이 회원의 '부모의 죽음에 따른 상실감'이 심각해지는 것을 막아주는 역할을 하고 있다고 생각합니다.

또한 부모의 간병을 다 끝낸 회원은 다시 새로이 간병으로 고생 중인 회원에게 조언을 해주는 등 서로서로 도와주는 관계도 잘 형성되어 있습니다.

'두뇌'를 사용해서
치매 리스크를 줄이자

70대가 되면 결국 치매가 남의 일이 아니게 됩니다.

치매 유병률은 70대 전반까지는 해당 인구의 5%, 70대 후반에 들어서면 8~10% 정도입니다. 치매 환자의 60% 이상이 알츠하이머병을 원인 질환으로 하는 '알츠하이머형 치매'로 되어 있습니다. 알츠하이머병은 신경세포 속에 아밀로이드β라는 단백질이 축적되어 유발된다고 추측되고 있습니다.

뇌에 아밀로이드β가 축적되기 쉬운지 아닌지는 유전적 요인에 좌우되는 측면이 상당히 커서 부모가 알츠하이머형 치매 유병자인 경우 자녀도 그렇게 되기 쉽다고 할 수 있습니다.

다행히 2021년에 마침내 아밀로이드β를 뇌 속에서 감소시키는 효능을 가진 약제가 미국에서 허가되었습니다. 분명 낭보이긴 하지만 연간 엄청난 비용이 든다고 하니 일본에서 과연 허가될지, 또는 어떤 환자에게 보험이 적용될지는 아직 불투명합니다. 앞으로 기대는 할 수 있겠지만 지금 당장은 그렇지 못한 실정입니다.

그래도 예전부터 '두뇌를 사용하고 있는 사람이 치매에 걸리기 어렵다'라는 말은 어느 측면에서는 진리라고 하겠습니다.

뇌 위축이 비슷하게 진행 중인 두 사람의 치매 환자를 비교하면 아무것도 하지 않는 사람은 치매 증상이 심해지는 반면에 평소에 두뇌를 쓰는 환경에 있는 사람은 그렇지 않습니다. 지능 테스트를 해봐도 확실히 후자의 경우가 높은 점수일 가능성이 큽니다.

두뇌를 제대로 잘 사용해서 치매의 리스크를 낮출 수 있도록 해야겠습니다.

'뇌 트레이닝'보다
'사람들과의 대화를'

•

최근 '뇌 트레이닝'이라고 하는 훈련 방법이 뇌에 자극을 주고 치매 방지에 도움이 된다고 해서 붐이 일어나고 있습니다.

다만 '뇌 트레이닝'은 유감스럽게도 치매 예방이라는 관점에서는 거의 의미가 없다는 것이 최근 외국에서 실시된 연구에서 밝혀졌습니다.

〈네이처(NATURE)〉나 〈미국의사협회저널(The Journal of the American Medical Association, JAMA)〉와 같은 초일류 의학지에는 그 효과와 관련된 대규모 조사 결과가 발표되고 있습니다.

그중의 하나를 살펴보면 미국 앨라배마대학(The University of Alabama)이 2천832명 고령자를 대상으로 실시한 연구에서 언어를 기억하고, 문제 해결 능력을 높이고 문제 처리 능력을 향상시킨다고 하는 트레이닝을 시켜봤더니 연습한 과

제의 테스트 점수만 올라가고 다른 인지 기능(認知機能)은 전혀 개선되지 않는 것이 확인되었습니다. 즉, 부여된 과제의 훈련은 될지언정, 뇌 전체의 훈련은 되지 않는 것이 확인된 것입니다.

그러면 어떻게 '두뇌를 사용하면' 좋은 것일까요. 저의 경험으로는 가장 효과가 좋은 것은 다름 아닌 "사람들과 대화"하는 것입니다.

즉, 사람들과 대화하다 보면 자신이 말하고 싶은 것에 대해 상대방으로부터 반응이 돌아오고 그러면 강제로라도 두뇌를 작동시키지 않으면 안 되는 상황이 많아집니다.

그 외에도 바깥일이나 집안일 역시 대화 등 여러 가지의 지적 작업이 수반되면서 '두뇌를 사용하는' 과정으로 이어질 수 있습니다.

또한 '평생 현역'이라는 견지에서 볼 때 가능한 오랫동안 일을 하는 것도 뇌 트레이닝에 좋은 방법이라고 하겠습니다.

"All or Nothing"으로
생각하면 안 된다

．

개호보험이 아직 도입되지 않았고, 중요한 치매 치료제인 "아리셉트(Aricept)"도 아직 인가받지 않았던 1990년대에 저는 당시 근무하고 있던 요쿠후카이병원과는 별도로 이바라키현의 가시마시(市)의 한 병원에서 월 2회 치매 환자 진료를 맡았던 적이 있습니다.

가시마시에 다닌 지 얼마 되지 않아 느낀 것은 도쿄 스기나미구의 치매 환자들에 비해 가시마시의 치매 환자들의 진행이 상당히 늦고, 증상도 그다지 눈에 띄지 않는다는 점이었습니다.

왜 그럴까?

처음에는 정말 이상했습니다만 스기나미구와 가시마시의 고령자들이 살고 있는 생활환경을 비교해 보면서 짐작이 가게 되었습니다.

당시는 아직 개호보험이 시작되기 전이어서 스기나미구의

고령자들은 치매가 되면 집에 틀어박혀 있었던 반면 가시마 시에서는 비교적 마음대로 근처를 걸어서 돌아다니게 하고 있는 경우가 많았습니다. 바깥에 나간 치매 환자가 돌아갈 수 없게 되더라도 바로 근처에 있는 사람들이 발견하면 데리고 와주기도 해서 그다지 어려운 상황까지 가게 된 경우는 없었다고 합니다.

또한 농업, 어업 종사자가 치매가 되더라도 변함없이 하던 일을 그대로 계속하는 사람들도 적지 않았습니다.

즉, 치매가 발견되면 일반적으로는 주위에서 지레짐작하고 나서서 외출이나 일 등을 그만두게 해버리는 경우가 많습니다. 하지만 반드시 "올 오어 나싱(All or Nothing)"으로 생각할 필요는 없다는 것을 알 수 있습니다.

'이 일들은 이제 할 수 없게 되었으니 그만하자'

'이 일은 아직 할 수 있으니 당분간 계속하자'

이렇게 판단하는 것이 좋을 것 같습니다.

똑똑한 알츠하이머병 환자들이
매우 많다

2021년에 사망한 하시다 스가코 씨는 생전에 《안락사로 죽게 해주세요(한국어판: 나답게 살다 나답게 죽고 싶다)》라는 책을 출판했습니다. 하시다 씨는 '알츠하이머병이 되면 안락사를 시켜달라'는 말을 여기저기에서 계속 해왔습니다.

알츠하이머병을 둘러싼 발언으로 또 한 가지, 2007년 당시 외무대신이었던 아소다로 씨가 선거에서 자민당 후보의 지원 연설을 하다가 이런 말을 했습니다.

'7만8천 엔과 1만6천 엔, 어느 쪽이 비싼가? 알츠하이머병 환자도 알고 있습니다'라고.

혹시 기억하지 못하는 사람들을 위해 설명을 하자면, 이 당시 아소 씨는 농산물 수출을 장려하는 목적으로 연설 중이었습니다. 일본 쌀은 국내에서 1만6천 엔밖에 되지 않았지만, 중국에 수출해서 팔면 7만8천 엔이 됩니다. 따라서 농산물 수출의 장점이 큰 것을 알츠하이머병 환자도 알 정도로 당연한 것이라고 아소 씨는 말하고 싶었던 것이었죠.

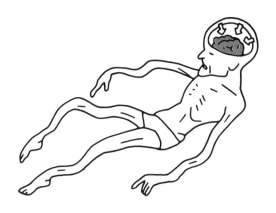

그런데 하시다 씨와 아소 씨 두 분의 발언에서 공통적으로 느낄 수 있는 것은 알츠하이머병이 되면 기본적으로 지능을 잃어버린다는 "편견"입니다.

하지만 저는 정반대의 의견을 가지고 있습니다.

알츠하이머형 치매는 일반적으로 우선 기억력이 저하하고, 그 후에 지능이 조금씩 저하하는 것은 사실이지만 사실 알츠하이머병이 상당히 진행한 사람이라도 여전히 잔존 기능을 많이 가지고 있다는 것입니다. 그래서 치매인지 아닌지는 잠깐 봐서는 판단할 수 없는 것입니다.

미국의 로날드 레이건 대통령도 취임 후 5년 무렵에 알츠하이머를 앓았다고 알려지고 있습니다. 레이건 씨가 알츠하이머병을 앓고 있다는 것이 공표된 시점에는 대화가 제대로 이루어지지 않을 정도였기 때문에 아마 발병한 지 5년 이상은 경과 했을 가능성이 큽니다.

즉, 대통령 재임 중에 기억 장애(記憶障礙)가 시작되었을 것입니다. 바꾸어 말하면, 알츠하이머병이 있어도 경도의 환자는 미국 대통령 정도는 충분히 할 수 있고, 게다가 역사적인 업적을 남길 수 있을 정도의 지적 능력을 가지고 있는 셈입니다.

그럼에도 불구하고, 알츠하이머병이라는 것만으로 이제는 더이상 살 의미가 없다는 생각에 사로잡혀 '알츠하이머병이 되면 나를 죽여줘'라고 말하는 것은 아무래도 병을 제대로 알지 못하고 있다고밖에 말할 방법이 없습니다.

알츠하이머병은 "있나 없나"와 같은 흑백 논리로 양분할 수 있는 병이 아닙니다. 증상의 폭이 매우 크고 연동성(連動性)이 있는 병이라고 이해하지 않으면 현실을 제대로 볼 수가 없습니다.

90대가 되면 60% 이상이 알츠하이머 유병자가 되지만 그렇다고 해서 그들이 모두 심각한 치매 증상이 있는가 하면 그렇지 않습니다. 그 시기에 알츠하이머병이 된 사람은 초기 단계일 경우 단기 기억이 쇠퇴할지언정 일상적 대화는 평소처럼 할 수 있어서 전혀 그렇게 보이지 않습니다.

단지 '그런 병일 것이다'라고 지레짐작만 해서 쇠퇴하는 것에만 눈길을 주지 말고 잔존 기능에 주목해 보면 찾을 수 있는 기능들이 매우 많이 있습니다.

치매와 혼동하기 쉬운 질병은
•

치매는 뇌경색으로 실어증이 되는 등의 경우를 제외하면 '어느 날 갑자기' 시작하는 일은 원칙적으로 없습니다.

70대, 80대가 어느 날 갑자기 영문을 알 수 없는 말을 하기 시작하면, 치매가 아니라 오히려 '섬망(譫妄)'을 의심할 필요가 있습니다.

섬망이란 고령자에서 흔히 볼 수 있는 의식장애(意識障礙, 몸은 깨어있지만 뇌는 자고 있는 상태)의 일종인데, 입원이나 환경 변화를 계기로 갑자기 환각이 나거나 알 수 없는 말들을 하기 시작하는 증상입니다.

제가 알고 있는 특히 중증 섬망 환자 중에는 한밤중에 환각을 보고 그것이 시키는 대로 근처의 다른 병실을 배회하기도 하며 다른 입원 환자의 링겔 수액 주사기를 차례대로 빼버리는 사람도 있었습니다.

섬망이 독특한 것은 이런 사람들도 퇴원해서 집에 돌아가 복용하던 약을 중단하면 원상태로 돌아가는 경우가 많다는 것입니다. 이런 점을 보더라도 치매와는 확실히 다르다는 것을 알 수 있습니다.

또한 고령자는 우울병임에도 불구하고 치매로 혼동되어버리는 경우가 의외로 많습니다.

가령 고령의 여성이 남편 죽은 뒤 옷도 갈아입지 않고 목욕도 하지 않는다든지, 가족들과 바로 전날 했던 말을 다음날 전혀 기억하지 못하는 경우가 이따금 있습니다. 그러면 가족들은 '치매가 왔나?'라고 성급히 생각하기 쉽습니다.

고령자 우울병은 불면증과 식욕 부진 등 일반적인 증상뿐만 아니라, 기본적으로 뭐든 귀찮아하고, 기억 장애가 따르는 경우가 많다는 특징이 있습니다. 이것이 치매로 오진되기 쉬운 원인 되곤 합니다.

고령자의 우울증을 간과하기 쉬운 또 다른 이유로 식사량이 줄고, 밤중에 여러 차례 자다가 깨는 등 우울증 같은 행동이나 '더이상 살고 싶지 않다' '빨리 죽어야 할 텐데' 같은 소극적인 표현(본래는 우울증의 징조인 "바라는 죽음을 걱정하는" 증상의 일종입니다)이 '노인에게 흔히 있는 일'이라며 지나치기 쉬운 점을 들 수 있습니다. 게다가 이런 경우는 특히 우울증 환자 본인조차 자신이 우울증이라는 것을 알아채지 못한다는 것이 골치 아픈 문제입니다.

젊은 사람들에게 항(抗)우울제를 주는 것은 최근에 효과가 없다고 해서 삼가는 추세지만 고령자 우울증은 항우울제가 꽤 효과가 있는 것 같습니다.

또한 뇌의 세로토닌을 약으로 보충하는 것만으로 기억력이 돌아오고 잠도 푹 잘 수 있으며, 식사도 제대로 하게 되는 등 확실한 효과를 보이는 사람들이 많습니다. 세로토닌과 노르아드레날린(신경전달물질의 일종)을 증가시키는 약은 고령자의 요통처럼, 특정한 병이 없는데도 아프다고 호소하는 경우

등에도 효과가 있다고 합니다.

제가 아는 어느 재택진료 의사는 '고령자 모두에게 SSRI (Selective Serotonin Reuptake Inhibitor, 선택적으로 세로토닌 재흡수 억제제)를 투여해도 될 정도'라고 합니다. 대부분 사람이 이 약으로 활발해진다는 것입니다. 그만큼 신경전달물질이 부족한 고령자가 많다는 것이죠.

개인차가 가져오는
우울병
•

70대가 되면 우울병과 치매의 비율이 역전되기는 하지만, 그래도 70대에 우울병이 되는 사람은 여전히 많습니다. 이 연령대의 약 5%가 우울병 진단 기준에 들어간다고 하고 자살역시 상당히 많은 시기입니다.

다만 70대 우울병 경우, 발병의 배경으로 이 세대 특유 사정이 있는 듯합니다. 즉, 60대에 걸리는 우울병은 정년퇴직이라던지 부모 사망 등, 자신에게 소중한 대상을 상실한 것이 계기가 되는 케이스가 많은 반면 70대 우울병은 건강 측면이나 외관상으로나 이전의 나이대에서는 있을 수 없을 정도로 커진 개인차에 기인하는 경우가 종종 보입니다.

앞서 언급한 것처럼 70대가 되면 해당 인구의 10%가 치매가 되지만 나머지 90%는 여전히 뇌 기능에 문제가 없어, 건강한 사람과 그렇지 못한 사람 간의 명암이 이전과는 달리 극명하게 구분됩니다. 이렇게 명백한 대조는 70대가 '노력하면 아직은 비교적 활발하게 지낼 수 있다'는 경계선에 있기 때문으로 체력이나 외모, 사회적 지위 등 여러 가지 측면에 의해 나타나게 됩니다.

가령 70대들이 동창회 같은 모임에 가게 되면 모두 같은 나이인데도 한눈에 '어라?'하고 놀랄 정도의 개인차가 겉모습에서부터 나타납니다. 또한 입사 동기인데도 아직 현역으로 팔팔하게 회사 사장을 하고 있는 사람이 있는가 하면, 퇴직 후에 '무직' 상태가 되어버린 사람도 있습니다.

그래서 70대라는 시기는 '나도 노화에 맞서고 싶다' '이대로 늙고 싶지 않다'고 생각하게 되는 때이기도 하지만, 한편으로는 이제는 더이상 바랄 수 없다는 생각에 빠진 사람도 많아 '저 친구에 비해 나는…'이라며 열등감을 느끼기 쉬운 때이기도 합니다. 사람에 따라 그것은 큰 부담이 될 수도 있습니다.

또한 예전의 동급생이 치매나 병으로 드러눕게 되어 버린 모습을 보고 '나는 저렇게 되고 싶지 않아!'라는 두려움이 더해지기도 하고 극단적으로는 '저렇게 될 바엔 차라리 죽고 싶다'고 심각하게 되는 경우도 있을 것입니다. 즉, 자신의 건강 상태나 사회적 지위가 바람직하지 않은 경우 '더이상 살 가치가 없다'고 생각해 버리는 사람이 적지 않은 것입니다.

그렇지 않아도 신경전달물질이 감소하고 있는 70대인데, 이런 패배감에 시달리는 사이에 우울병이 되는 것을 흔히 볼 수 있습니다.

배우자의 죽음에
직면하다

60대에는 많은 사람들이 부모의 병간호나 죽음을 경험합니다. 그리고 70대가 되면 부모가 이미 사망한 사람들이 많기도 하지만 이번에는 배우자의 병간호나 죽음을 경험하는 사람이 늘어나게 됩니다.

일반적으로 여성의 경우는 결혼 후에도 친정과 관계가 계속 깊게 이어지고 있고, 부모 특히 어머니를 잃게 되면 현저하게 정신적 타격을 받습니다. 이에 비해 남성의 경우는 결혼을 계기로 본가와 관계가 소원하게 되어 부모가 사망해도 낙담하는 정도가 여성이나 독신 남성보다 비교적 적다고 볼 수 있습니다.

허버트 S. 스트린(Herbert S. Strean)이라는 정신분석학자에 따르면 여기에는 인류학적 이유가 있다고 합니다.

고전적인 결혼 생활에서는 결혼을 계기로 여성은 남성에게 매일 식사를 만들어주고, 세탁도 해주는데, 우리 경우는 특히 매달 용돈까지 주는 등, 어릴 때부터 어머니가 해주었던 것을 이제는 아내가 대행하는 것이 보통입니다. 이런 생활을 오랜 세월 보내는 동안 아무리 어머니와 유대 관계가 강한 남성이라도 심리적으로는 점점 아내가 어머니와 같은 존재로 생각됩니다. 게다가 자녀 양육 기간에 아내를 부를 때, '어머니' '~(누구) 엄마'라고 부르는 경우도 많아 더욱 그런 경향이 커집니다.

아내가 어머니를 대신하는, 말하자면 '심리적 어머니'가 되어버린 기혼 남성은 일반적으로 어머니 죽음보다 배우자 죽음에서 받는 충격이 더 큽니다. 그 때문에, 아내가 죽으면 아내의 죽음만이 아니고 어머니까지 죽어버린 듯한 "더블 쇼크"를 겪게 되는 경향이 있습니다.

1999년 7월 손목을 자르고 자살했던 문예평론가 에토 준 씨나 2018년 1월 물에 빠져 자살했던 평론가 니시베 스스무 씨처럼 오랜 세월 함께 살던 아내의 죽음 직후에 삶의 희망을 잃어버리고 아내의 뒤를 따라가듯이 죽음을 택한 사람들은 저명한 지식인 중에도 있습니다.

그만큼 남성에게는 아내 죽음은 정신적으로 견디기 어려운 일인 것입니다.

자립할 수 있는
최후의 시기

•

제 생각으로는 70대에 활동적인 사람은 병간호가 필요한 시기를 80대 후반에서 90대까지 늦출 수 있는 반면, 이 시기에 활동적이지 못하게 되면 그대로 다리, 허리가 약해져 걸을 수 없게 되고 치매와 같은 (또는 거의 치매) 상태가 되며 집안에만 틀어박힌 생활을 할 수도 있습니다. 70대는 그런 "갈림길"의 시기가 아닌가 싶습니다.

또한 70대 이후는 대부분의 가정에서 남편이 무직이기 때문에 부부가 하루 종일 얼굴을 맞대고 살아야 합니다. 부부가 함께 즐길 수 있는 방법을 찾을 수 있는가 없는가에 따라 충실도가 크게 달라집니다.

자녀 양육이 끝난 상태에서 이혼하고 상대를 바꾸는 것도 서로의 노후를 생각하면 결코 나쁜 선택은 아니라고 말했습니다만 황혼 이혼을 결심한다면 보통은 60대까지 해야 하고 70대 이후의 이혼은 역시 현실적이지 못합니다.

그러나 가령 이혼까지 가지는 않더라도 남성 호르몬 분비량의 차이 때문에 아내는 친구들과 지내는 시간이 늘어나서 집에 붙어있지 않게 되는 경우가 충분히 있을 수 있습니다. 그렇게 되면 그렇지 않아도 의욕이 떨어진 남편은 집에서 특별히 하는 일도 없이 혼자서 지내야 하게 되고 게다가 신체나 뇌를 사용하지 않아 그 기능이 떨어지는 위험도도 높아집니다.

따라서 특히 남성들께 몇 번이라도 강조해 두고 싶습니다. 정년 후에 즐길 수 있는 취미를, 장기든 노래방이든 시를 읊든 뭐든지 관계없으니 빠른 시일 내에 찾아두기를 바랍니다.

한편 다른 사람이 즐거워 해주고, 내 자존감을 지킬 수 있

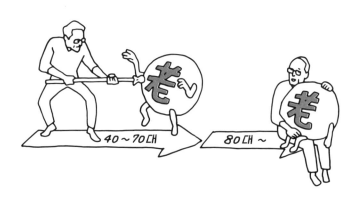

40 ~ 70대   80대 ~

는 것은 안티에이징이나 치매 예방의 관점에서도 의미가 있습니다. 그런 측면에서 자원봉사활동을 해보는 것도 좋겠습니다. 어린이들을 가르치는 자원봉사도 있고, 손자에게 공부나 운동을 가르치는 것도 추천합니다. 여성의 경우라면 일과 육아를 병행하고 있는 딸이나 며느리를 위해 손자, 손녀에게 예의범절을 가르친다든지 교육을 대신 맡아주는 '보육원'의 역할을 하면 매우 고마워합니다.

지역 어린이들에게 공부를 가르쳐 주는 것도 좋을 것이고, 본인보다 나이 많은 사람들의 '이야기를 들어주는' 자원봉사를 하는 사람들도 있습니다.

어느 쪽이든 중요한 것은 '70대가 된 이후 무엇을 할까'에 대해 그 이전의 단계에서 미리 결정해 두는 것입니다. 왜냐면 60대 정년 전후 계속해오고 있던 것은 70대가 되어도 계속하는 경우가 많은 데 비해 한 번도 경험해보지 않았던 전혀 새로운 것을 70대에 시작한다는 것은 역시 하기 힘든 것이기 때문입니다.

70대 이후는
'개인차'를 받아들이자

●

70대가 되면 해당 인구의 10%가 치매가 됩니다. 나머지 90%는 두뇌 기능에 문제가 없어서 건강한 사람과 그렇지 못한 사람 간의 차이가 이전에는 볼 수 없었을 정도로 확실히 구분할 수 있게 됩니다.

우울병에 관한 기술에서도 언급했지만 70대는 외관상으로나 사회적 지위 등 사람마다 자신을 둘러싼 상황들이 크게 다릅니다.

그렇기 때문에 뭐든지 '저 친구에 비해 나는…'하고 열등감을 느끼기 쉽고 사람에 따라서는 그것이 큰 짐이 되는 경우도 있습니다.

왜냐면 70대에게 '개인차를 인정한다'는 것은 '노화를 받아들인다'라는 것과 같은 말이기 때문입니다.

이 세상에 같은 사람은 한 사람도 없고, 모두가 서로 조금씩 다릅니다. 자신을 다른 사람과 비교하고 있는 한, 그 고통으로부터 벗어날 수가 없습니다. 다른 사람은 할 수 있지만 본인은 할 수 없는 것에 대해서 몸부림치며 괴로워하기보다는 '지금의 내가 할 수 있는 것은 무엇인가'라며, 전향적으로 생각하는 편이 훨씬 건강하게 살 수 있을 것입니다.

아울러 '일을 하고 있는 편이 좋다' '사회적 지위가 높은 편이 좋다' '외모가 젊게 보이는 편이 좋다'라고 했던 50대, 60대까지의 가치관에 계속 얽매여 있는 것도 좋지 않습니다.

남들과 비교하기보다 자신의 삶을 모색하는 편이 현명하다고 저는 믿고 있습니다.

제 3 장

70세부터는 '부족한 것을 채우는 건강법'

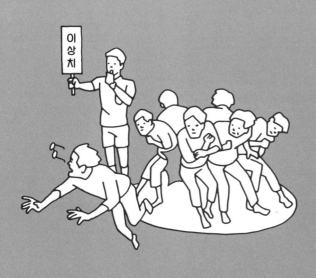

의사는 '병을 치료하는 사람'이지만
'건강해지는 방법'을 모른다

•

야구를 잘하고 싶은 사람은 야구를 잘하거나 아니면 잘했던 사람한테 야구를 배웁니다. 축구든 스키든 기술이 뛰어난 사람에게 배우는 것은 당연합니다.

프로선수는 아니라 해도 기본적으로 그 스포츠의 유경험자로서 시범을 보여줄 수 있고, 가르치는 것도 잘하는 사람이 코치가 되는 것이죠.

한편 스포츠의 세계에는 트레이너라는 사람도 있습니다. 선수가 다쳤을 때 응급처치나 재활, 부상을 예방하고, 부상에서 회복하기 위한 지도를 하지만 경기를 잘하게 하는 기술 지도를 하는 것은 아닙니다.

마찬가지 이야기입니다만, 노화 예방이나 건강한 장수 방법을 누구에게 배우면 좋을까?라고 하면, 적어도 "의사는 아니다"라는 것은 틀림없습니다.

의사는 질병을 치료하고 '이래서는 이런 병이 생깁니다'라고 말해줄지는 몰라도 그렇다고 해서 지금보다 건강하게 되는 방법을 가르쳐 주지는 않습니다. 의사는 '병을 치료하는 것'을 직업으로 하는 전문가이지 행복한 노후를 구축할 방법이나 활기차게 사는 방법에 대해서는 뛰어난 조언자가 아니기 때문입니다.

질병이라고 하는 마이너스 상태를 어떻게 해서든 메워서 다시 제로(Zero) 즉, 평지 상태로 만드는 것이 의사의 역할입니다. 혹시 의사가 건강에 대한 언급을 한다고 해도 자칫하면 '하면 안 되는 것들의 모음집'이 되어버리고 맙니다.

평지에 있는 사람이 보다 위 단계로 가기 위해서는 '이것을 추천합니다' '저것이 좋습니다'라며 해야 할 것을 더해 줄 사람이 필요합니다.

그러면 건강에 대해서는 누구를 모범으로 삼으면 지금보다 더하기를 많이 할 수 있을까요? 그것은 '나이든 것을 느끼지 못하는 활기찬 사람들'입니다.

스스로 보기에 젊고 활기찬 80대 사람들의 리스트를 만들어 놓고 '이 사람들의 공통점은 무엇인가?'하고 생각해봅시다. 분명 그 사람들의 생활습관 속에 "행복한 고령자"로서 살아갈 수 있는 힌트가 들어 있을 것입니다.

'고령의 작가 선생이나 긴자(銀座)에서 놀고 있는 사람이 더 활기차다' 같은 발견이 있을지도 모를 일입니다. '역시 장수하는 마을에는 모두 일하고 있네'라는 것을 재확인할 수도 있구요. 거기서 구체적인 힌트를 찾을 수 있습니다.

영양을 '더하여' 극복한 국민병 두 가지

질병이 없는 상태를 목적으로 마이너스에서 제로 상태로 돌아오도록 노력하는 것이 우리의 의료입니다. 그런데 제로에 있는 사람을 플러스 상태로 바꾸는 데 힘을 쓰지 않아서일까요? 우리 의료는 지금까지 항상 "영양학"을 경시해 왔습니다.

사실 예전에 사망 원인 1위였던 결핵과 뇌졸중도 영양학 덕분에 극복할 수 있었습니다.

영양을 '더하는' 것이 얼마나 중요한지 말해주는 사례입니다.

1950년까지 사망 원인 1위였던 결핵은 1950년 전후부터 격감하더니 1957년에는 사망 원인 상위 5위에서도 벗어났습니다.

의료계는 스트렙토마이신이라는 항생 물질 덕분이라고 전했습니다. 확실히 결핵에 걸린 환자의 사망자 수가 감소한 것은 스트렙토마이신 덕분입니다.

한편 '그것은 BCG 결핵 백신 덕분이었다'고 말하는 사람도 있습니다. 분명 1950년대부터 BCG 접종이 시작되었지만, 그 효과가 나오는데, 15년 정도 걸리니 60년대 후반에 결핵에 걸린 사람 수가 감소했다는 것이라면 BCG 덕분이라고 말할 수 있습니다. 그런데 50년도 전후에 결핵에 걸린 사람 수가 감소했다는 이유를 설명하지는 못합니다.

사실은 '애당초 결핵이 될 사람의 수'가 줄었기 때문이었습니다. 즉, 전쟁 직후 미국이 배급해 준 탈지분유 덕분이었다는 것입니다. 바로 이 탈지분유 공급으로 단백질 섭취량이 급증하였고, 국민 전체의 영양 상태가 개선되어 결핵 환자를 감소시킨 결과가 사망자 수 감소로 이어진 것입니다.

결핵을 대신해 사망 원인 1위가 된 것은 뇌졸중이었습니다.

뇌졸중은 고혈압이 원인이어서 염분 섭취 감소 운동이 전개되었고 고혈압 치료 약 처방으로 개선되었다고 여겨지고 있습니다.

그런데 여기에도 단백질의 역할이 있었습니다. 식생활이 서구화됨에 따라 고기를 먹고 단백질 섭취량이 증가한 덕분에 "혈관의 탄성"이 좋아지게 된 것입니다.

예전에는 혈압이 150 정도라도 혈관이 손상되어 뇌졸중이 되는 사람들이 많았습니다만 영양이 고루 미치고 있는 지금은 동맥류가 손상되는 지주막하 출혈은 있겠지만 혈압이 200을 넘더라도 뇌졸중은 거의 일어나지 않습니다. 그 정도까지 혈관 탄성이 향상된 것입니다.

이 역시 단백질 덕분입니다.

70대야말로 고기를 먹어야 한다

70대는 젊을 때부터 신체를 움직였던 사람과 그렇지 않았던 사람 간의 격차가 커지게 되는 시기입니다.

20대, 30대 때는 스키를 타다가 넘어져 다리 골절로 병원에 한 달간 꼼짝없이 누워지내는 생활을 했다고 해도 퇴원하면 금방 평소처럼 걸을 수 있게 됩니다. 그러나 70대라면 그렇게 되지 않습니다. 병상에 누운 시간이 계속되면 근력이 저하되고 골절이 치료된 후에도 '일어서기' '걷기' 같은 일상생활에 필요한 동작에 지장이 초래되어 요양 서비스를 받아야 할 리스크가 높아져 버립니다.

이러한 '로코모티브신드롬(locomotive syndrome = 운동기능 저하증후군)'이 눈에 띄는 것도 70대부터의 특징입니다.

70대야말로 의식적으로 신체를 움직여 줄 필요가 있지만, 전두엽이 위축되고 동맥경화도 상당히 진행되고 있기 때문에 움직이려고 하지 않는 사람이 증가하고 있습니다.

따라서 나이가 들수록 매일의 식사를 통해 남성 호르몬의 재료가 되는 고기나 콜레스테롤을 섭취할 필요가 있습니다. 콜레스테롤은 중요한 남성 호르몬인 테스토스테론의 재료이기도 합니다. 콜레스테롤이 걱정된다고 이것을 감소시키는 것은 호르몬 의학의 입장에서는 완전히 역효과밖에 없다고 하겠습니다.

여성 호르몬을 보충하면
골다공증이 되지 않는다

　●

　여성의 경우는 남성 호르몬이 증가하기 때문에 오히려 활기가 넘치는 사람들이 많아집니다. 다른 한편으로 여성 호르몬의 감소에 따른 문제도 없지 않은데 피부에 윤기가 없어지고 골다공증의 원인이 된다는 것 등이 밝혀지고 있습니다.

　골다공증을 예방하기 위해서는 적당한 운동이나 산책 등으로 햇볕을 자주 쬐고, 비타민 D가 많은 음식을 먹는 등 매우 상식적인 것들을 해야겠다는 마음가짐이 필요합니다.

　햇볕을 제대로 보지 않는 생활이 오래 지속되면 우울병이 되기 쉽다는 것은 이미 잘 알려져 있습니다. 일광욕은 우울병이나 불면증을 예방하고 골다공증을 예방하는 등 70대 여성에 딱 맞는 건강법이라 하겠습니다.

　또한 성(性)호르몬은 성별을 불문하고 호르몬 보충요법을 실시할 수 있습니다.

　부작용을 걱정하는 사람도 적지는 않지만 특별한 원인 없이 몸이 불편한 증상을 호소하는 경우가 많은 갱년기의 고통을 빨리 없애주고, 부작용도 비교적 적은 요법입니다. 인생의 질을 중시한다면 호르몬요법이 효과적일 수도 있습니다.

대사증후군 대책은
오히려 심신의 노화를 촉진시킨다

●

'대사증후군이니 체중을 줄여야 한다'

'이것을 먹으면 대사장애증후군이 되어버린다'

대사증후군은 '피해야 하는 것'이라고 많이 알고 있습니다. 후생노동성은 2008년 4월부터 대사증후군 여부를 확인하는 특정 건강 검진 및 특정 보건지도를 국민의 의무로 부과하고 있습니다.

대사증후군 대책은 내장 지방의 축적에 의한 비만증, 고혈압, 당뇨병, 고지혈증 등 생활습관병을 예방하는 데 필요하다고 생각할지도 모르겠습니다. 하지만 저는 중년 고령층에서 아무 근거도 없이 날씬해지기를 희망하는 유행이 퍼지고 있는 것에 대해 뭔가 잘못되고 있다는 느낌이 듭니다.

'대사증후군'이 건강 정보의 최대 관심사가 되면서 BMI라는 수치도 널리 알려져 있습니다. 이것은 체중(kg)을 신장(m)의 제곱으로 나눈 것으로 의사들은 세계보건기구의 기준에 따라 '보통'에 해당하는 BMI 18.5~25 사이에 들도록 지도합니다. 그러나 전 세계 어떤 통계를 보아도 BMI가 25를 조금 넘는 사람들이 가장 오래 산다고 합니다.

2006년 미국에서 29년 동안 추적한 국민건강영양조사 결과가 발표되었는데, 이에 따르면 가장 장수하는 집단은 '약간 살찐' 편인 BMI 25~29.9였습니다. 18.5 미만의 '마른 체형'의 사망률은 그보다 2.5배 높았습니다.

신장 170cm 남성의 이상적 체중은 72~87kg

2009년에는 후생노동성이 지원한 연구 결과도 발표되었습니다. 40세 때 평균 여명(平均餘命)을 보면 가장 긴 것이 남녀 모두 BMI 25~30일 때 남성의 평균 여명은 41.6년, 여성은

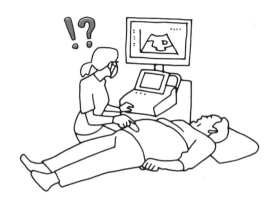

48.1년이었습니다. 반대로 가장 짧은 것은 BMI 18.5 미만일 때 남성이 34.5년, 여성이 41.8년으로 7년 정도 차이가 있습니다.

BMI 25~30은 신장 170cm 남성이라면 체중이 대략 72~87kg입니다. 요즘이라면 완전히 대사증후군이라는 말을 들을 체형으로 '과체중'으로 분류되지만 사실 이 체형의 사람들이 가장 오래 살게 됩니다.

현재 우리의 대사증후군 대책은 고령 의료 현장을 전혀 모르는 학자나 관료들이 주도해서 만들어낸 잘못된 시책에 불과합니다. 그 시책에 따라 열심히 지도해서 마른 체형이 되어버리면 반대로 수명 단축이라는 결과를 초래한다고 통계 데이터가 말해주고 있는데 말입니다.

중년·고령의 경우 다소 체중이 나가도 오래 살 수 있습니다. 이것은 통계적으로도 명백하기 때문에 과격한 다이어트로 치달을 필요가 전혀 없습니다.

더욱이 70대가 된 사람이 '좀 살찐 것 같으니 건강 유지를 위해 다이어트를 해야겠다…'라며 불안해하는 것은 난센스입니다. 오히려 영양 부족 때문에 허약해질 우려가 있습니다.

이는 학자나 관료들과는 달리 현장의 의사들 사이에서는 널리 인식되고 있는 사실입니다.

최근에는 "도쿄의사회"도 공식 홈페이지에 다음과 같이 허약 예방의 중요성을 호소하고 있습니다.

"고령기 BMI는 중년기 이전과 달리 조금 높은 편이 영양 상태 및 총사망률의 통계상으로도 좀더 좋다는 것이 밝혀졌습니다. 〈대사증후군 대책〉을 따를 것이 아니라, 제대로 잘 먹고 영양 상태를 유지하는 〈허약 예방〉으로 생각을 바꾸어 봅시다."

고령자는 대사증후군을 걱정하기보다는 허약 예방을 생각해야 한다는 발상의 전환을 촉구하기 시작한 것입니다.

70대에 행복한 고령자

진정한
안티에이징이란

●

성룡 등 중국·홍콩 출신 영화배우들의 노화 예방 주치의이
자, 안티에이징 연구의 세계적 권위자인 프랑스의 클로드 쇼
샤르(Claude Chauchard) 의학박사라는 분이 있습니다. 쇼샤
르 박사도 마른 체형이 가장 좋다고 하지 않습니다. 그보다는
'먹어도 살찌지 않았던 시절의 몸'으로 되돌아가는 것을 중요
시하는데, 저도 이점에 대해 강력히 찬성합니다.

쇼샤르 박사는 '1개월에 10kg 감량'처럼 광고에서나 보는
체중 감소 방법이 아니라 먹는 것은 지금까지와 그대로 하되
더이상 살찌지 않도록 체중을 유지하며 조금씩 감량해서 이
상적인 몸을 만들자는 독자적인 방법을 제안하고 있습니다.

30대 중반을 지나면 이전과 똑같이 먹는데도 체중은 증가
합니다. 헬스클럽 등에서는 이것을 '나이와 함께 근육량이 줄
어 기초 대사가 떨어졌기 때문'이라고 하죠. 물론 틀린 말은
아닙니다만 쇼샤르 박사는 그보다는 어떤 형태의 노화 현상
이 그 원인이라고 생각합니다.

즉, 젊을 때 건강하게 활동했던 장기와 세포들의 기능이 저하되어 지방을 축적하기 쉽게 됐다는 것입니다. 살이 찌는 체질은 노화가 진행된 증거라는 것입니다.

쇼샤르 박사는 안티에이징을 실현하기 위해 '몸의 산화'를 피해야 한다고 주장합니다. 산화에 의해 몸은 확실히 낡아져 갑니다. 마치 금속이 산화되어 녹이 스는 상태를 떠올려보면 될 것입니다.

바로 이 산화의 원인은 '세포의 염증'입니다. 즉, '세포 염증'이야 말로, 노화 진행의 원인이라고 할 수 있습니다. 우리들의 세포는 세포막으로 둘러싸여 있는데, 염증은 이 세포막에 손상이 생긴 상태입니다.

쇼샤르 박사는 세포막 염증 원인으로써 '만성형 알레르기'를 중요하게 보고 있습니다.

쇼샤르 박사의 가설은 '만성형 알레르기가 장에 염증을 일으키고 산화를 진행시켜 장의 투과성과 장내 세균의 균형에 악영향을 준다'라는 것입니다.

다만 급성형 알레르기처럼 눈에 띄는 증상은 나오지 않아서 알아채기도 어려워 문제시되지 않을 뿐입니다. 기껏해야 '왠지 몸이 나른하다'라고 느끼는 사람들이 많은 정도입니다. '방귀 냄새가 심하다'라는 증상도 간과해버립니다. 하지만 그 사이에도 노화는 분명 진행되어 갑니다. 쇼샤르 박사의 방법은 보통은 알아채지 못하는 알레르기를 찾아내서 원인 물질 (알러겐)이 되는 음식을 피하도록 합니다. 그러면 몸의 산화를 억제할 수 있고, 노화를 저지할 수 있는 가능성도 높아집니다. 이를 위해 쇼샤르 박사의 클리닉에서는 (제휴 중인 저의 클리닉에서도) 만성형 알레르기를 조사하는 혈액 검사를 실시하고 있습니다.

다만, 그 정도 검사까지는 하지 않는다 해도 전혀 알 수 없는 것은 아닙니다.

즉, 먹은 음식을 전부 적어두었다가 몸이 나른하거나 왠지 기분이 나빠졌다는 느낌이 들 때, 몇 시간 전 먹었던 음식 종류를 확인해 보는 것이죠. 걱정스러운 증상이 나오기 전에 항상 같은 음식을 먹었다면, 그것이 알러겐일 가능성이 높은 셈입니다.

몸을 산화시키지 않는
식품들

매일의 식생활에서 누구에게라도 권할 수 있는 것은 산화를 막아주고 노화 예방 효과를 기대할 수 있는 식품을 섭취하는 것입니다. 이것이야말로 '더하기' 건강법에 빠져서는 안 되는 것입니다.

가령 요구르트를 먹으면 장내 세균의 균형을 이룰 수 있습니다.

또한 세포 염증을 억제하는 기능으로 주목받고 있는 것으로써 '엑스트라 버진 올리브 오일'로 대표되는 오메가9 오일을 들 수 있습니다. 쇼샤르 박사 자신도 올리브 오일을 가지고 다닐 정도로 올리브 오일 신봉자입니다.

그리고 와인에 포함된 폴리페놀(Polyphenol)은 심근경색증 사망률을 낮춘다고 알려져 있는데, 대표적인 항산화 물질입니다. 와인 애호가인 저도 이것이 맞을 것이라고 믿고 있습니다.

저는 소위 '몸에 좋다는 것'은 아무것도 하고 있지 않지만,

'늘 젊어 보인다'라는 말을 자주 듣는 편입니다. 짐작 가는 것이 있다면 맛있는 음식을 먹고, 와인의 폴리페놀 그리고 쇼샤르 박사가 처방해 준 영양제를 먹고 있는 정도뿐인데 말이죠.

이렇게 제가 쇼샤르 박사를 신뢰하게 된 것은 쇼샤르 박사가 소변 검사를 통해 간(肝)과 신장(腎臟)의 디톡스 기능과 대사 상태(완전히 디톡스 되지 않은 물질과 나쁜 대사 산물은 소변으로 여과되어 배출됩니다)를 일일이 확인한 후에 개인별로 필요한 보충제를 처방한다는 점 때문입니다.

저 역시 쇼샤르 박사의 클리닉에서 검사를 받고, 부족한 것을 알게 되어 현재 항산화 작용이 있는 '코엔자임 Q10'과 필수지방산인 DHA를 보충제로 먹고 있습니다.

그런데 보충제로 영양 섭취하는 것에 대해서는 찬반이 갈려져 있는데요. 저도 아직 결론에 이르지는 못하고 있습니다.

물론 무농약이나 품질 좋은 자연 식품으로 영양 섭취하는 것도 중요하지만 거기에 너무 집착할 경우, 먹는 양이 적어지고 영양이 부족해질 수 있으니, 이때 보충제로 보완할 수도 있을 것입니다.

다만, 보충제는 맞는 사람과 그렇지 못한 사람이 있는데, 맞지 않는 사람은 계속 먹을 필요는 없고, 자신의 몸 상태를 봐 가며 각자가 판단하면 됩니다.

안티에이징으로써 음식의 가능성

•

쇼샤르 박사 이론의 주축은 '적기에 영양 공급'입니다. 즉, 장기의 활동 시간에 맞춰 최적의 식사를 하면 내장 부담이 줄고, 세포 염증도 적게 끝낼 수 있다는 것입니다.

이를 더욱 효과적으로 하기 위해 중요한 것은 바로 '먹는 순서'입니다.

요컨대, 탄수화물을 먼저 먹으면 혈당치가 갑자기 올라가서 인슐린이 대량 분비되고 인슐린이 혈당치를 내리면 이제 혈당치가 올라가기 어렵게 됩니다. 이러한 혈당치의 급격한 변동은 내장(內臟)에 큰 부담이 되어 세포에 염증을 유발시킵니다.

예를 들면, 프랑스 요리에서는 제일 먼저 빵을 내고, 이탈리아 요리에서는 주요리 전에 파스타를 먹기도 하는데, 이는 피하는 것이 좋은 식사 방법이라는 것입니다.

'식사는 우선 단백질부터-'라고 기억해 두면 간단합니다. 단백질을 조금씩 먹어서 간장(肝臟)이 조금씩 움직이기 시작하도록 하고 그다음에 밥, 마지막에 디저트 순으로 식사하는 것이 바람직합니다. 이렇게 식사하면 혈당치가 서서히 오르기 때문에 내장에도 부담이 가지 않습니다.

가이세키(懷石) 요리에서는 어패류 등의 단백질을 이용한 사키즈케가 제일 먼저 나오고 이어서 계란찜, 생선회, 구이 등이 나온 뒤 튀김류, 밥 그리고 과일 디저트가 나옵니다.

이 순서는 내장(內臟)의 대사 리듬에 맞추어 식사를 한다는 쇼샤르 박사의 '적기에 영양 공급' 이론에도 적합한 현명한 식사 방법입니다.

그래서 그런지 쇼샤르 박사도 일식을 높게 평가하고 있습니다.

먹는 순서도 그렇지만 영양 면에서 일식은 '생선 기름을 먹을 수 있다'는 점이 큰 장점이라고 할 수 있습니다. 연어와 참치 그리고 꽁치와 정어리 같은 등푸른생선에서 오메가3 지방산을 충분히 섭취할 수 있는 것입니다.

오메가3의 지방산은 세포막을 부드럽게 하고 또 부드러워진 세포막은 여러 가지 대사 물질과 혈액 순환을 순조롭게 하기 때문에 지방을 쉽게 연소시킬 수 있습니다. 아울러 오메가3는 혈압을 조절하고, 혈관에 탄성을 주며, 면역 반응을 높여 세포의 염증을 막아주는 역할도 합니다.

특히 일식에서는 이런 오메가3를 함유한 생선을 불을 사용하지 않고 생선회로 먹을 수 있습니다.

쇼샤르 박사는 생선회에도 주목하고 있는데요. 왜냐하면 오메가3는 가열하면 파괴되어 버리기 때문입니다. 그래서 생선은 신선할 때 날것으로 먹는 것이 바람직합니다. 게다가 지방은 가열하면 산화에 의해 전체적으로 그 질이 나빠지고, 효소도 힘을 잃어서 가능한 날것으로 먹는 것이 좋습니다.

어떤 영양을 얼마나
먹어야 하나

•

지금까지 봐왔던 내용을 전제로 '더하기 의료'의 관점에서 구체적으로 무엇을 어떻게 먹어야 할지 정리해 보겠습니다.

기본적으로는 어느 연령(저는 50세 이상이라고 생각합니다)이 되면 어떤 영양이라도 극단적으로 과잉 섭취하지 않는 한 '부족한 것보다 많은 편이 좋다'는 것이 노화 예방의 대원칙입니다.

앞에서도 언급했지만, 실제 평균 여명(平均餘命)에 대한 대규모 조사 결과 40세에 BMI 25~30인 '약간 살찐' 사람이 가장 오래 살고, 비만인 사람도 마른 사람보다 6~8년 더 오래 산다고 합니다.

이는 고령자(65세 이상)에서는 더욱 현저해져서, 영양이 부족하면 '허약' 상태가 되어 요양 서비스가 필요하기 일보 직전이 되기 쉽기 때문에 '정부의 대사증후군 대책을 따르기보다는 "허약 상태를 예방"하기 위해, 영양을 충분히 섭취'할 것을 '도쿄의사회'가 홈페이지에 명기하면서까지 나선 것도 전술했습니다.

우선, 3대 영양소 중에서 중년·고령 이후 특히 중요한 것은 "단백질"입니다.

우울증 예방을 위해 세로토닌의 재료인 트립토판을 증가시켜야 하는데, 그 재료가 단백질이기 때문입니다. 단백질은 근육량 유지에도 중요합니다.

콜레스테롤도 노화 예방에 중요합니다. 면역 세포의 재료이며, 뇌로 세로토닌을 운반하는 역할을 합니다. 단백질과 콜레스테롤은 함께 섭취할 수 있는 것이 "육류"로 중년·고령 이후에는 보다 적극적으로 먹어야 합니다.

"지방"에 대해 불안하게 생각하는 사람들이 많지만, 체지방을 지나치게 줄이면 체온이 내려가고 면역 기능이 저하되는 것으로 밝혀졌습니다. 그리고 생선 지방에서 유래한 DHA, EPA, 올리브유와 들기름 등의 알파리놀렌산을 함유한 지방을 섭취하면 신체 산화 예방 및 동맥경화 예방 그리고 뇌(腦) 신경 세포 활성화로 이어집니다.

한편 뇌 기능을 유지하는데, 포도당이 필수적이어서 어느 정도의 탄수화물도 필요합니다. 따라서 중년·고령 이후에는

[표1] '더하기 의료'로 섭취할 영양소(미량 물질)

아연

면역시스템 활성화, 남성 기능 유지, 단백질과 DHA 합성, 성장 호르몬 활성화에 필수

◆ 아연을 많이 함유한 식품
굴, 멸치, 돼지 간, 소 허벅지살, 호박, 구운 김

크롬

당질 및 지질 대사에 필요, 인슐린 분비 조절

◆ 크롬을 많이 함유한 식품
청태, 파래, 우뭇가사리, 다시마, 바질, 파슬리

셀레늄

항산화 작용, 면역시스템 활성화, 간장 보호

◆ 셀레늄을 많이 함유한 식품
다랑어류, 겨자, 돼지고기, 소고기

망간

뼈의 발육, 당지질 대사, 피부 대사 등 효소 반응에 필수

◆ 망간을 많이 함유한 식품
향신료, 차, 시나몬, 클로브, 생강, 녹차(쿄쿠로)

아침밥을 꼭 먹도록 해야 합니다. 적당한 양이란 개인차가 있지만 비만인 사람을 제외하면 '체중이 줄어들지 않을 정도의 양이 그 사람의 적당량'이라 할 수 있겠습니다.

또한 미량 물질 부족도 노화로 이어질 수 있는데, 중요한 미량 물질들을 [표1]에 정리해 두었습니다.

보충제

●

앞서 말한 대로 미량 물질은 식품을 통해 충분히 섭취하기는 어렵습니다. 또한 항산화 물질이나 오메가3, 노화 예방에 도움이 되는 유기물질 등은 부족하기 쉬워서 보충제를 통해 간편하게 섭취하는 것이 현명합니다.

이러한 보충제를 마치 반칙 행위로 여기는 사람도 있습니다. (가령, 구미 국가들에서처럼 생선을 먹지 않고 보충제로 오메가3를 먹는 것) 그러나 좋은 것은 잘 활용하는 것이 결과적으로는 이득이 되고 장점이 크다고 할 수 있습니다.

주요 보충제를 [표2]에 정리해 보았습니다.

[표2] '더하기 의료'로 섭취할 영양소(보충제)

은행

신경전달물질의 활성화, 치매 예방에 도움

1일 100~200mg

비타민 B₃

성호르몬 및 신경전달물질, 생성 효소들의 보효소 역할

1일 1,000mg 정도

비타민 C

강력한 항산화 작용 면역시스템 지원 콜라겐 생성 지원

1일 500~1,000mg

비타민 E

강력한 항산화 작용, 생체막 기능의 정상 유지

1일 100~500mg

아연

[표1]과 동일

1일 10mg 정도

셀레늄

[표1]과 동일

1일 30~100μg

크롬

[표1]과 동일

1일 10~100μg

망간

[표1]과 동일

1일 4-10mg

EPA/DHA

작용은 전술

> EPA 1일 200~1,000mg
> DHA 1일 150~1,500mg

아세틸카르니틴

에너지 생성 작용,
세포퇴화 방지

> 1회 500mg씩 하루 2회

알파(α)리포산

산화물질 제거 작용

> 1회 300mg 하루 1~2회

레시틴

기억력 학습 능력 향상

> 1일 150mg

코엔자임Q10

세포의 에너지 생성,
심혈관계 건강 유지

> 1일 60~400mg

L글루타민

피로 회복, 졸림 억제,
신경전달 물질 자극

> 1일 2~4g

멜라토닌

수면사이클 조정,
강력한 항산화 작용

> 자기 전 1회 3mg

프로바이오틱스

장내 좋은 구균을 증가시킴
(비피더스켄 등)

> 적당량

자신이 좋아하는 음식을 먹으며, 부족한 것을 보충할 수 있습니다. 최근에는 서양인들의 자연 지향적 측면도 있어서 오가닉 보충제도 늘어나고 있는 추세입니다. '스마트한 더하기 의료'로서 보충제를 권장하고자 합니다.

[더하기 의료의 실천 ❸]
성호르몬의
보충
.

나이가 들면 남성은 남성 호르몬이 감소하는데, 이 때문에 성욕을 비롯해 대부분의 의욕이 저하될 뿐만 아니라 대인 관계도 꺼려지고, 기억력과 판단력이 떨어지며 근육량이 줄어드는 등 노화에 미치는 악영향이 많습니다.

남성 호르몬을 증가시키려면 분비를 자극하는 음식을 먹고, 운동을 하며, 성적 자극을 높이는 방법(배우자의 동의가 필요하겠지만 다른 여성과의 대화, 성인 사이트 접속 등)도 시도해 볼 만합니다. 음식으로는 굴, 장어, 아보카도, 마늘, 양파

등을 추천하며 보충제로는 아연, 비타민 E의 복용이 남성 호르몬을 증가시킵니다.

한편 여성의 경우는 전술한 대로 폐경기에 남성 호르몬 분비가 증가하는 사람이 많아서 젊을 때보다 의욕적으로 되고, 대인 관계가 활발해지는 사람도 많습니다. 남성 호르몬을 증가시켜주면 역시 의욕도 높아지고 노화 예방에도 도움이 됩니다.

남성의 경우 중년·고령 이후 의욕 저하와 기억력 감퇴가 눈에 띄게 나타난다면 남성 호르몬 검사를 한 번 받아보는 것이 좋겠습니다. 특히, 유리테스토스테론 수치가 낮아지면 주의해야 합니다.

비뇨기과 특히 "남성 건강 외래" 같은 곳에서는 LOH(Late-Onset Hypogonadism, 남성갱년기장애, 나이에 따른 육체적 쇠퇴)의 치료를 강조하고 있는데, 검사뿐만 아니라 결과에 따라 호르몬 보충요법을 받을 수도 있습니다.

혹시 남성 호르몬치가 저하된 경우라면 호르몬 보충요법을 받으면, 그 효과가 즉시 나타나기 때문에 저의 클리닉에서도 재방문이 가장 많은 치료 중 하나이기도 합니다.

여성의 경우, 폐경기에 여성 호르몬이 저하되면 갱년기 장애라는 여러 가지 자율신경증상이 나타나는데, 이전부터 그 치료를 위해 여성 호르몬 보충요법을 해왔습니다.

유럽이나 미국에서는 이런 갱년기 장애 치료뿐만 아니라 폐경 후 노화 예방을 위해서도 여성 호르몬 보충요법을 받는 사람이 매우 많지만 일본에서는 아직 그 수가 적습니다.

아마 유방암이 되기 쉽다는 등의 부작용을 두려워하는 사람들이 많을 것 같습니다만 폐경 후라면 유방암 발생률이 일반인과 다르지 않다는 보고도 있고, 자주 암 검사를 함으로써 오히려 사망률이 낮다는 보고도 있습니다.

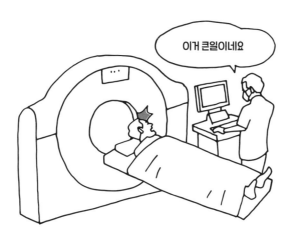

여성 호르몬이 감소하면 피부나 질에 윤기가 없어지고 뼈가 약해지며 근육량도 줄어들지만 여성 호르몬 보충요법을 하면 이런 증상들은 대체로 개선될 수 있습니다.

여성 호르몬을 직접 증가시키는 식재료는 "없다"라고 되어 있지만, 대두(大豆)의 이소플라본이 여성 호르몬과 비슷한 기능을 한다고 알려져 있으며, 석류도 대표적인 여성 호르몬인 에스트로겐과 비슷한 성분인 '에스트론'을 많이 함유하고 있어 여성 호르몬 저하를 보충해 줄 수 있습니다.

또한 이들은 보충제로써도 복용할 수 있습니다.

그 외에 다들 꺼리는 콜레스테롤인데요. 이는 여성 호르몬의 재료이기 때문에 젊음을 되찾기 위해서는 역시 육식을 해야겠습니다.

이렇게 해서 피부 등이 젊어지면 충분한 효과가 있다고 말할 수 있지만, 음식만으로 충분한 효과를 얻을 수 없는 경우에는 부인과에서 진료를 받고 호르몬 보충요법을 진행하기를 권해드립니다. 요즘은 인터넷 시대라 적극적인 안티에이징 치료를 해주는 부인과도 찾기가 매우 쉬워졌습니다.

이상의 '더하기 의료의 실천' ①~③을 참고하여 가능한 것부터 일상생활에서 받아들여 보기 바랍니다.

'다이어트'보다
'먹어도 살찌지 않는 체질'을 되찾자

　•

　중년·고령 이후에는 체중이 증가하는 경향이 있어 먹는 것을 조절하여 다이어트를 하려는 사람이 많습니다. 그러나 지금까지 보아 왔듯이 현실에서는 중년·고령 이후의 몸에는 영양 부족이 오히려 나쁜 역할을 하고 있어서 '부족한 것을 더 해준다'는 관점이 중요하다고 생각을 바꾸기를 바랍니다.

　에당초 이 나이 때의 다이어트는 위험하기도 하지만, 다음과 같은 '세 가지의 악순환'까지 일어나게 됩니다.

① 지방이 붙기 쉬운 몸이 된다

　다이어트를 하면 우리 몸은 그 반대로 지방을 저장하기 쉽게 바뀝니다. 식사 제한으로 영양 부족 상태가 되면 우리 몸은 적은 에너지라도 생명 유지를 위해 필요한 에너지 소비를 감소시키기 때문입니다. 사람에게 이런 기능이 있기에 산속에서 조난을 당하거나 바다에서 표류할 때도 살아 돌아오는 사람이 있는 것이죠.

그러나 다이어트를 해서 '최소한의 칼로리를 최대한 흡수'하는 체질이 되어버리면 칼로리가 조금만 초과해도 쉽게 리바운드해 버리게 됩니다. 즉, '지방이 붙기 쉬운 몸'으로 자기 개조를 하는 셈입니다.

② 식사 제한으로 필요한 영양소 섭취를 못한다

식사 제한 때문에 전반적으로 다양한 영양소 섭취를 할 수 없게 되어버립니다.

단백질, 콜레스테롤, 지방 등 영양소들이 부족해지면 아마도 외견상으로는 살이 빠져 보일 것입니다. 그러나 피부 윤기가 나빠진다든지 흰머리가 늘어나고 모발량이 줄어들어 궁상맞은 꼴이 되기 쉽습니다. 그렇게 되면 오히려 더 늙어 보일 수도 있습니다.

③ 세포들의 상태가 나빠진다

즉, 세포 단위에서 '좋지 않은 일'이 일어나기 시작합니다.

대부분의 생물은 '해당계(解糖系)'라는 사이클에 의해 당을 분해하여 에너지를 만들어냅니다.

물론, 사람도 예외는 아닙니다. 이 사이클에서 얻어지는 물질을 산소를 사용해 대사시킴으로써 지방을 연소시키는 것이죠.

산소를 사용한 대사회로는 TCA 사이클, 구연산 회로라고도 부르고 있습니다만 이 사이클을 지체시키지 않고 회전시키기 위해서는 여러 가지 효소, 보(補)효소, 비타민들이 필요합니다.

'음식을 먹지 않는 다이어드'에서는 당연히 이들이 부족한 상태가 되기 때문에 도중에 제대로 작동하지 않는 부분이 나오게 되고, 사이클의 회전도 나빠집니다.

암으로 죽는 사람은
면역력을 높이는 것이 좋다

•

암으로 죽고 싶지 않다면 불량 세포를 만들지 않는 생활습관이 필요합니다. 또한 면역 기능을 어떻게 올려서 높게 유지할까를 고민할 필요가 있습니다.

면역 기능을 높게 유지하기 위해서는 정신적인 건강이 중요하고 콜레스테롤을 너무 섭취하지 않아도 악영향을 미칩니다. 그리고 불량 세포를 만들지 않기 위해서는 산화를 촉진시키는 요인들을 가능한 피할 필요가 있습니다.

세포에 장애를 주는 담배는 피워서는 안 되고, 자외선도 가능한 피하는 것이 중요합니다. 한편 암으로 사망하는 사람의 수가 많은 '암으로 죽는 나라'라는 전제를 생각하면 종래의 건강 상식들은 바뀌어야 할 것입니다. 원래 건강 상식이란, 나라마다 많이 발생하는 병에 의해 달라집니다. '이 나라에는 이런 병이 많으니까 이런 것을 먹읍시다'라는 지혜가 필요한 것이죠.

예전에 일본에서는 '각기병'이 국민병으로 불렸습니다. 제2

차 세계대전 후 주식이 현미에서 백미로 바뀌면서 쌀의 배아에 많은 비타민 B_1을 섭취할 수 없었던 것이죠. 비타민 B_1은 서구인이라면 육류에서 섭취할 수 있지만, 백미로 가득 채운 도시락(히노마루 벤또: 쌀밥 가운데 우메보시 하나만 있는 도시락)만 먹고 있으니 섭취할 수가 없었습니다.

그보다 더 이전인 일·노 전쟁 때는 비타민 B_1과 관련된 비극적인 사태가 발생하기도 했습니다. 병사들에게 백미를 먹이겠다는 육군의 부모와 같은 마음이 오히려 비타민 B_1 부족 사태를 초래해 각기병으로 많은 사망자가 발생해 버린 것입니다. 각기병으로 인한 사망자 수가 전투로 사망한 전사자 수보다 무려 4~5배나 많았다는 말도 있습니다.

반면 비타민 B_1을 많이 함유한 돼지고기를 넣어 만든 '해군 카레'를 장병들에게 먹인 해군에서는 각기병 사망자가 한 명도 없었습니다.

한편 현대의 일본은 골다공증이 많은 나라이기도 합니다. 이는 근본적으로 우리의 토양, 물과 야채에 들어 있는 칼슘이 적기 때문입니다. 그러니 생선에서 어느 정도의 칼슘을 섭취한다고 해도 아무래도 부족하기 쉽습니다.

이런 상황에서 우유를 마시는 습관을 가지는 등 칼슘 섭취량을 늘리는 것이 건강 상식이 되는 것은 당연합니다. 특히 우유의 칼슘은 흡수가 빠르다는 것으로 알려져 있습니다.

결국 무엇이 국민병인가에 따라 그 나라의 건강 상식이 바뀌지 않으면 안 됩니다. 즉, 서양 각국과 같이 '고기를 줄이고 과다한 지방 섭취를 하지 말자'고 호소하는 것은 우리에게는 적절치 않다는 것입니다.

'돈을 쓰는 것'이야 말로 최대의 노화 예방법이다

고령이 되면 '건강을 위해 놀고' '건강을 위해 돈을 쓰는 것'도 큰 의미가 있습니다. 그런데 우리는 고령자가 검소하게 사는 것이 당연시되고 있어서, '연금으로 노래방에 가도 되는 거야?' '연금생활자가 파친코에 가다니 괘씸하다'라는 등 비난을 받기 쉽습니다. 그러나 집밖에 나가 놀아야 전두엽이 자극을 받습니다. 즐겨야지 면역 기능에도 좋은 영향을 줄 수 있습니다.

그래서 오히려 '노인들은 더 놀아라'라고 말해야 할 것입니다.

그런데 감정의 노화를 예방하려면 나이가 들수록 더 강한 자극이 필요합니다.

뇌가 노화되어 약한 자극에는 반응하기 어려운데다가 그동안 쌓아온 경험으로 약간의 자극으로는 마음에 와닿지 않곤 합니다.

가령 업무 경험이 많으면 앞으로 일이 어떻게 돌아갈 것인지 내다볼 수 있어서, 일 처리가 빈틈없어집니다. 그런데 실패하는 일이 없어지는 만큼 재미도 반감되어 버리죠. '무슨 일이 일어날지를 다 알아버리면' 자극이 사라질 뿐만 아니라, 흥미나 관심까지 시들어버립니다. 그런 만큼 지금까지 이상으로 의식적으로 강한 자극을 주는 놀이를 하는 것이 좋습니다.

자본주의 사회란 '손님이 신(神)'인 사회입니다. 돈 쓰기에 따라 보다 좋은 서비스를 받을 수 있으니 사회 제일선에서 은퇴한 고령자는 돈을 쓰게 되면 자기애를 얼마든지 만족시킬 수 있습니다.

그리고 많은 노인들이 돈을 쓰고 놀면 지금까지 소규모였던 고령자 전용 비즈니스도 활발해질 것입니다. 고령자가 제대로 놀아야 소비가 확대되고 경제가 돌아갑니다. 국내 경기를 위해서도 좋은 일이 아니겠습니까?

결국 '생애 현역'이란 말은 고령이 돼도 계속 일한다는 의미뿐만 아니라 '생애 현역 소비자'라는 의미도 포함되어 있다고 할 수 있습니다.

'절제'와 '등한시하는 것'은 다르다

●

절제와 인내는 미덕이라고도 합니다. 특히 나이 많은 사람들에게 그런 경향이 강하지 않을까요?

1980년대 나카소네 야스히로 내각의 '임시행정조사회장'을 맡아 행정개혁의 선두에 섰던 도코 토시오(土光敏夫) 씨는 제4대 경제단체연합회 회장까지 했던 거물급 경제인이었습니다. 하지만 그의 생활 모습은 너무나 검소한 것으로 잘 알려져 있습니다.

왜냐면 어느 TV 프로그램에서 말린 정어리 한 마리와 된장 국만으로 된 그의 저녁 식사가 소개되었기 때문이었습니다. '메자시노 도코상(정어리 도코 씨)'으로 불리며 일약 유명 인사가 되었습니다. 절제하고, 절약하는 그의 모습이 당시 일본 인의 심금을 울린 셈입니다.

그는 80대 후반까지 행정개혁에서 활약하고 91세까지 장수한 뒤 사망하였습니다. 지금도 이처럼 선인(仙人)과도 같이 늙는 것을 이상적으로 생각하는 고령자들이 많습니다.

하지만 도코 씨는 장수한 사람으로서는 예외라고 해도 좋을 것 같습니다. 예외적 존재야말로 언론에서 다루기 쉽고, 깊은 인상도 남기게 됩니다.

예외가 아닌 대다수 보통의 경우라면 식사에서 섭취하는 단백질이 적어지면 세로토닌 등 신경전달물질이 감소합니다. 아침 식사를 거른 날은 왠지 몸이 나른하고, 멍해지고, 포도당이 부족할 때는 활동의 질도 떨어집니다.

활동성이 떨어져 몸을 움직이지 않게 되고 이런 상태가 지속되면 신체는 확실히 쇠퇴해집니다. 정식적으로는 우울한 기분이 되고 젊어지고 싶은 욕구도 없어져 버리죠.

저는 요양병원 등에서도 많은 고령자들을 진료해왔지만 의외로 먹는 것을 큰 낙으로 삼고 있는 사람들이 많았습니다. 그런 행위 자체가 전두엽을 자극하는 유쾌한 체험이 되고 있었던 것입니다.

물론 연애나 도박도 전두엽을 자극하는 체험이긴 하지만 50대 이후의 연애란 그리 쉬울 수가 없으며 도박도 마찬가지입니다. 전두엽이 위축하는 경우 의존증의 위험도 커집니다.

그런 점에서 '먹는 즐거움'은 누구나 할 수 있고, 뇌를 활성화하는 효과적인 방법입니다.

인내하는 생활을 하면 식사도 간소해지기 쉽습니다. 먹는 데 흥미를 잃고 먹는 즐거움을 소홀히 하면 육체적으로나 정신적으로도 노화가 촉진되어버립니다.

공복, 통증, 성욕… 지나치게 성실한 사람의 경우, 인내는 미덕이고 나이에 맞는 건강한 행위라고 생각하겠지만 이것은 미신이라고 단언해도 좋습니다. '욕심이 있다'라는 것은 '사람으로서 활력이 있다'라는 것입니다.

절제하는 것과 식사, 오락을 소홀히 하는 것은 정말 다른 얘기라는 것을 명심해 주시기 바랍니다.

'체험을 말하는 힘'이
요구된다

●

앞으로의 시대는 지금까지 이상으로 고령자들이 기업과 조직에 몸담고 활동하는 일이 많아질 것입니다. 그럴 때 고령자들에게 요구되는 것은 '남의 말을 들어주는 힘'과 자신의 '체험을 말하는 힘'일 것입니다.

전쟁을 예로 들겠습니다.

실제로 전쟁을 경험한 세대의 정치가가 '일본도 전쟁이 가능한 나라가 되어야 한다'라고 말하면, 어느 정도 설득력이 있겠죠. 하지만 그런 전쟁 경험자 대부분은 '전쟁은 이제 됐다' '집단 자위권에는 반대한다'고 말하고 있습니다.

저는 전쟁 경험자가 아니고, 그 비참함도 실제 알지 못하지만, 경험자들의 말에 설득력이 있음을 느낍니다. 경험 없는 정치가가 '전쟁이 가능한 나라로 하자'고 호소해도 전혀 공감할 수 없습니다.

그 정도로 인생을 통한 체험에서 생긴 지혜, 의견에는 가치가 있습니다. 고령자도 경험이 풍부하다고 하는 것을 자신의 강점으로 해서 차츰차츰 의견을 내가야 할 것입니다.

다만 그럴 때, '그럴싸하게 말해야지' '적당히 좋은 얘기를 해야지'라고 생각해서 어디선가 들은 듯한 지식을 제 것처럼 얘기해서는 안 됩니다. 고령자에게 바라는 것은 '지식'이 아니라, 지식과 경험에서 생각해 낼 수 있는 '지혜'입니다.

자신의 경험을 토대로 자기 나름의 생각을 말함으로써 향후 고령자의 존재감은 한층 더 높아집니다.

제4장

70대는 인생 100년 시대의 황금기

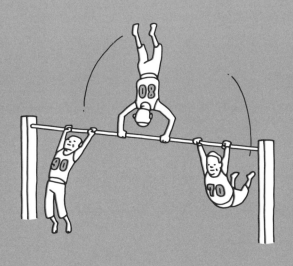

지금의 70대는 예전의 70대와 완전히 다르다

•

지금의 70대를 전쟁 전에 태어난 사람이 70대가 되었을 때와 비교해 보면 현격하게 젊고 활기차다는 것을 알 수 있습니다. 전쟁 후 출생한 "단카이세대(1947~1949년 출생) 사람들은 2020년에 모두 70대가 되었습니다. 이들은 얼마 전까지의 70대 사람과는 신체의 건강 수준이나 원기 왕성함이 전혀 다릅니다.

가령 1980년 당시 60대 후반, 즉 65~69세 사람의 약 10% 가까이가 평소에 보행하는 것이 불가능했었습니다. 그러나 2000년에는 정상 보행이 안되는 사람이 2~3%로 격감합니다.

저도 고령자를 오랜 기간 진료해왔지만, 예전의 70대는 그 나름 비칠비칠거리는 면이 있었지만 지금의 70대는 아직 기운이 생생한 사람이 많고 10년은 젊어 보이는 듯합니다.

이렇게 활발한 70대가 증가한 이유는 전쟁 후의 영양 상태 개선을 들 수 있습니다. 전후의 식량난 끝에 미국에서 탈지분

70대에 행복한 고령자

유가 대량 들어오면서 영양 상태가 개선될 수 있었습니다.

성장기 영양 상태가 개선됨으로써 수명이 늘어나고 체격도 좋아져서 남성의 평균 신장이 170cm가 넘은 것이 1970년 전후입니다. 예전에는 어릴 때 영양실조도 있었고 키가 작은 고령자가 때때로 있었지만, 지금은 거의 보이지 않습니다.

전후 출생한 사람들은 이렇게 평균 수명이 늘어나고 체격도 좋아져서 건강하고 원기를 유지할 수 있게 되었습니다. 그 선두가 바로 지금 70대를 맞이하는 사람들입니다.

인생 최고의
세계가 펼쳐지는 70대

•

예전에 모나코영화제에 초청되어 갔을 때 고령의 남성들이 페라리를 타고 차례차례 도착하는 것을 보고 '정말 멋있다!'라며 부러워했었습니다. 아무리 본고장의 자동차라 해도 페라리였던지라… 모두 나름대로 부유한 노인들이었겠죠. 하지만 그런 사치를 전혀 티를 내지 않아서일까요. 조금도 싫지

않았습니다. 이것도 고령이 되고 나서 누릴 수 있는 특권일지
도 모르겠습니다.

하지만 우리의 경우 젊은 사람이 컨버터블 스포츠카를 타
고 돌아다니면 '부모가 잘사는가 보네'라며 쳐다보고 말겠지
만, 고령자가 그렇게 하면 '떨떠름 한데'라는 소리를 듣게 됩
니다.

하지만 70대는 당당해야 합니다.

70대란 아주 노쇠해서 집에 틀어박혀 있지 않는 한 남성이
나 여성 모두가 여러 가지에 잘 어울리는 세대입니다. 사치를
해도 잘 어울리고 정장이나 캐주얼 패션 모두 잘 어울리는 나
이입니다.

또한 70세를 지나면 다양한 세계를 즐길 수 있고 선택지도
넓어지게 됩니다.

가령 모자나 안경 또는 스카프나 머플러를 활용해 자기 나
름의 세련미를 더할 수 있습니다. 젊을 때는 하고 싶어도 '어
울리지 않아서' 포기했던 소품들이 70대가 되면 의외로 뭐든
지 잘 어울리게 됩니다.

여기서도 역시 적극적인 70대가 돼야 합니다. 세련미를 남

들이 알아줄 때 기분이 좋아지기 때문에 더욱 적극적으로 행동하고 사람들과 만나는 것에 보람도 커지게 됩니다.

70대란 '이제 나이가 들어서' '피곤하기만 해서'라며 집에만 있기에는 아까운 나이입니다. 혼자 떠나는 여행도 어울리고, 바의 카운터에 홀로 앉아있는 것도 멋지게 어울리는 나이입니다. 남녀 불문하고 미술관이나 박물관, 경마장도 어울립니다.

이렇게 계속 바깥으로 나가다 보면, 내 기분이 좋아지는 장소와 즐겁게 지낼 수 있는 시간이 차츰차츰 발견됩니다.

70대는 노화와 싸울 수 있는 최후의 기회

인생 100년 시대에 '길고 긴 노화'의 기간을 건강하게 보내기 위해서는 우선 뇌의 기능을 어떻게든 유지하는 것이 중요합니다. 아울러 70대에 가지고 있는 운동 기능을 80대 이후에도 오랫동안 유지하는 것도 필요합니다.

그러니까 70대를 어떻게 지내느냐가 그 열쇠가 됩니다. 70대 전반까지는 치매에 걸리거나 간호를 받는 사람들이 아직 10%가 안 됩니다. 다치거나 큰 병을 앓지 않는다면, 50대 60대 때처럼 웬만한 것은 다할 수 있습니다.

인생 최종반의 활동기인 70대를 확고하게 의식적으로 보내야 뇌와 몸이 젊음을 유지할 수 있고, 나중에 요양 서비스를 받는 시기도 늦출 수 있습니다. 건강한 80대로 연착륙하기 위해 가장 중요한 시기라고 할 수 있습니다.

앞으로는 '노화'를 두 시기로 구분해서 생각할 필요가 있다고 저는 생각합니다.

즉, 70대를 '노화와 싸우는 시기'로 하고 80대 이후를 '노화를 받아들이는 시기'로 나누는 것입니다.

아무리 맞서봤자 노화를 받아들이지 않을 수 없는 시기가 80대 이후에 반드시 찾아옵니다. 그때가 와도 계속 젊게 살고 싶다고 싸워봤자 결국은 좌절감에 시달릴 뿐입니다.

85세를 지날 무렵부터는 누군가의 손을 빌려야 할 일들이 많아지고 그때야말로 있는 그대로 자신의 노화를 받아들여야 하는 시기라고 생각하면 됩니다.

그렇다고 80세가 넘게 늙어버린 자신에게 실망하거나 싫어할 필요는 없습니다. 오히려 큰 병으로 생명을 잃지 않고 사고를 당하는 일도 없이 천수를 완수해가는 도중에 늙음과 직면하고 있다고 생각하면 괜찮지 않을까요?

한편 70대에는 사람들이 보다 활기차고 아직 노화와 싸울 수 있는 시기라고 할 수 있습니다. 건강해지려고 노력하는 것은 70대에는 효과도 있고 의미도 크다고 생각합니다.

80대가 되더라고 건강한 상태를 오랫동안 지속할 수 있고 생활의 질도 유지하며 신체도 어느 정도 움직일 수 있고 정신 상태도 또렷하게 살고 싶다면 70대를 어떻게 보낼지 잘 생각해봐야 합니다. 이때의 하루하루 노력이 80대 이후 삶의 본질을 크게 좌우하기 때문입니다.

단번에 늙지 않기 위해
가장 필요한 것

•

지금의 70대는 원기 왕성하다고 해도 이 나이대 만의 위험도 많이 안고 있는데, 그중 가장 큰 위험이 '의욕이 저하'되는 것입니다.

앞에서 뇌 기능과 운동 기능을 유지하는 데는 '계속 사용' 하는 것이 중요하다고 말했습니다. 가령 40대, 50대가 아무 것도 하지 않고 빈둥거리며 누워 지낸다고 해서 그 즉시 뇌 기능과 다리·허리가 쇠퇴하진 않지만 70대가 그렇게 한다면 곧바로 노쇠해 버립니다.

70대는 의욕적으로 신체를 움직이거나 두뇌를 사용하지 않으 면 바로 요양 서비스 대상이 되어버리는 위험을 안고 있습니다.

이는 많은 고령자들이 알고 있는 점이기도 합니다. 하지만 실제로 '계속 사용'하는 것을 실천할 수 있는 사람은 그다지 많지는 않습니다. 왜냐면 70대가 되면 머리로는 이해하고 있 어도 '의욕 저하'가 진행되어 활동 수준이 떨어지기 때문입니다. 아무것도 하고 싶지 않고 흥미를 갖지 못해 사람 만나는 것도 꺼려지고 외출도 싫어하는 경향이 나타나게 됩니다.

사실 이런 '의욕 저하'야 말로 노화에 가장 두려운 것입니다. 질병과 부상을 계기로 늙어버리는 것도 있지만, 나이가 들면 의욕이 감퇴하는 것이 요인이 되어 갑자기 늙어버립니다.

이러한 '의욕 저하'가 현저해지는 때가 바로 70대라고 할 수 있습니다. 즉 80대에도 건강하게 지낼 수 있을지 없을지는 '70대에 얼마나 의욕 저하를 막는가'에 달려있습니다.

70대, 몸에 익힌 습관은
이후의 인생을 구해준다

70대에 뇌 기능과 신체 기능을 의식적으로 계속 사용하면 80대, 90대가 되도 요양 서비스받는 시기를 늦출 수 있습니다.

우선 활동 수준이 떨어지지 않도록 '의욕 저하'를 피하고 전두엽과 남성 호르면 활성화를 촉진시킬 필요가 있습니다. 이를 위해서 계속 사용하는 '습관 만들기'가 중요합니다.

70세 전후에 많은 사람들이 일에서 은퇴하게 되면, 이렇다 할 신체 움직임이나 두뇌를 사용할 이유가 없어져 버립니다.

즉, 이 시기부터 의도적으로 뇌를 쓰고 신체를 움직이려는 것을 습관화하지 않으면, 뇌 기능도 운동 기능도 더이상 계속 유지하는 것이 불가능해집니다.

또한 70대의 습관 만들기가 중요한 또 하나의 이유가 있습니다. 그것은 70대 때 시작한 습관은 80대 이후, 그리고 생애 끝까지 계속됩니다.

예를 들면, 70대에 평소 걷겠다고 마음먹고 산책하는 습관이 든 사람은 그것을 80대가 되도 계속합니다.

'수영을 하겠다' '등산을 하겠다'고 70대에 결심하고 습관화시킨 사람은 80세가 되도 체력이 있는 한 계속합니다. 등산할 수 없게 되더라도 그것을 대체할 무언가를 해서 몸을 움직이려고 하는 마음가짐 만은 평생 계속할 것이 틀림없습니다.

운동뿐만 아니라 연극 관람, 그림, 바둑, 장기, 시 등의 취미활동도 70대에 습관화시켜두면 80대가 되어도 이를 그만두는 일은 거의 없습니다.

70대 동안 아무것도 하지 않은 사람이 80대가 되어 새로운 습관을 만드는 것은 상당히 어려운 것이 아닐까 싶습니다.

왜냐면 80대에는 신체 기능이 70대 때보다 떨어지고 새로운 것을 시작한다는 의욕도 더욱 감퇴하기 때문입니다.

그렇기 때문에 현역 때와 비슷한 신체 기능과 의욕이 남아

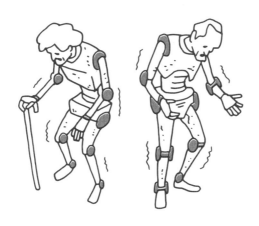

있을 70대 동안에 좋은 습관을 몸에 익혀 두는 것이 중요하겠습니다.

회사에서 일할 때는 골프를 했었지만, 정년퇴직 후에 "내 돈 내고 갈 수 없다"며, 그만두어야겠다고 생각하는 사람도 있습니다. 몸을 움직이는 좋은 습관이 이미 있는 것이라면 70대가 되도 가능한 계속하는 것이 좋습니다. 따로 돈을 들여 골프를 치러 가지 않아도 할 수 있는 것은 얼마든지 있으니까요.

70대 사람은 그냥 내버려 두면 아무것도 하지 않고 곧바로 노쇠해 버릴 위험성이 있습니다. 그렇기 때문에 기능 유지를 위해서라도 의도적으로 움직여 주는 것이 중요합니다. 이럴 때 의식적으로 좋은 습관을 만들어 줌으로써 80대가 되더라도 활기찬 상태를 유지할 수 있습니다.

'은퇴' 따위는
없다
●

최근 정년 연장, 정년 후 재고용 등, 고령자도 일할 수 있는 환경이 차츰 갖추어지고 있습니다. 지금 70대라면 현역 때 장기 근무하던 회사를 퇴직한 사람들이 많습니다.

70대에 단번에 노쇠해 버린 전형적인 사람은 은퇴 후 모든 활동을 한꺼번에 그만둬 버린 사람입니다. 지금껏 죽도록 일했으니 퇴직하고 이제 좀 아무것도 하지 말고 집에서 빈둥거리며 지내고 싶다고 퇴직할 날만을 손꼽아 기다리는 사람도 있습니다.

그러나 70세까지 현역 생활을 하던 사람이 퇴직 후, 어떻게 살 것인가에 대해 아무런 생각 없이 퇴직해버리면 단번에 노쇠해 버리는 경우가 많습니다.

일을 하고 있다면 매일 그 나름의 지적 활동과 다른 사람들과의 대화도 있고 다양한 일들과 부딪히게 됩니다. 그러나 집에만 있으면 그러한 뇌 활동이 없어지게 되고 치매가 될 위험만 높아질 뿐입니다.

직장생활을 하면 아무리 사무직이라 해도 통근하다 보면 생각보다 신체를 많이 사용하게 됩니다. 하지만 70대가 퇴직 후 집에만 있으면 한 달쯤 후에는 운동 기능이 엄청나게 떨어져 버립니다.

더구나 이것이 전두엽의 노화를 가속화시키고 전두엽이 위축하면 의욕도 없어지고 맙니다. 바로 '패배의 악순환'에 빠져 버리는 것입니다.

그렇게 되지 않기 위해서라도 퇴직이 다가오면 지금까지 일을 내신해서 다음에는 무엇을 할 것인지를 생각하여 사전에 준비해 두는 것이 중요합니다. '퇴직하면 한동안 쉬었다가 다음 일을 준비해야지'라고 생각 중이라면 나태한 생활에 어느샌가 시간이 다 지나가고 그것이 또 습관이 되어 버릴 수도 있습니다.

수명이 늘어나고 90세, 100세까지 살게 될 앞으로 시대는 '은

퇴한다'는 생각 자체가 노후 생활에 리스크가 될 수 있습니다. 은퇴 따위는 생각하지도 말고 항상 "현역 시민"이 되겠다고 생각하는 것이 노화를 늦추고 기나긴 노후를 활기차게 지낼 수 있는 비결이 될 수 있습니다.

한편 현재는 연금도 적기 때문에 뭔가 새로운 일을 시작하는 것도 하나의 선택이 될 수 있습니다. 금전적 측면에서 뿐만 아니라 노화를 늦추는 측면에서 보더라도 퇴직 후에 새로운 직장에서 다시 일을 시작하는 것이 좋습니다.

임상심리사가 되어 제2의 경력을 가져보겠다고 하는 경우도 있을 것이고, 예전부터 꿈꾸어 왔던 찻집이나 바의 매니저를 해보겠다고 하는 경우도 있을 수 있겠습니다. 제 경우는 '남은 인생을 영화감독으로 살 수는 없을까'하고 길을 찾고 있는 중입니다.

그런데 자영업자 또는 건축사, 세무사 등 자격을 취득해서 70대까지 일을 계속해 온 사람 중에는 '난 ○○세에는 일을 그만두겠다'고 선언하는 경우가 흔히 있습니다. 하지만 그런 선택은 결코 좋은 방법이 못됩니다.

농업이나 어업 또는 한 분야에 오랫동안 일해온 장인의 경우도 마찬가지입니다. 스스로 '그만두겠다'고 결정하지 않는 한 계속할 수 있는 일이라면 몸이 있는 한 가능한 범위에서 평생 계속하는 것이 노화를 늦출 수 있는 좋은 방법입니다.

회사원 경우도 은퇴 후 비록 관리직과는 좀 멀어진다 해도 '일하는 것'에서 은퇴할 필요는 없습니다. 아르바이트나 계약직 사원 등 어떤 형태라도 '일'을 통해 사회와 관계를 계속 유지하는 것이 활동 수준을 떨어뜨리지 않고 젊게 살 수 있는 비결이라고 생각합니다.

또한 정년 후에 손해를 보지 않는 범위에서 회사를 세워 보는 도전을 하는 것도 70대를 활발하게 보낼 수 있는 좋은 방법입니다. 회사 하나를 만드는 것도 여러 가지 어려움이 많던 옛날과 달리 요즘은 자본금이 1엔만 있어도 주식회사를 세울 수 있습니다. 또한 지금은 인터넷 시대라 뛰어난 아이템만 있다면 하고 싶은 일은 무엇이든 할 수 있는 환경도 마련되어 있죠.

다만 "은퇴 후의 회사설립 관련 전문 컨설턴트"에게 문의해 본 결과 정년 후 회사설립에 성공한 사람은 대부분 이미 40대·50대에 그 계획을 시작했던 사람들이라고 합니다. 즉,

정년할 때 계획을 세우는 사람은 일단 성공하지 못한다는 말입니다.

역시 어느 정도는 전두엽이 아직 젊고 유연한 사고가 가능할 때 계획을 세우는 것이 중요하고 그렇지 않으면 현실의 비즈니스 세계에서는 통하지 않는다는 것입니다.

더욱이 40대, 50대부터 회사설립을 생각해 온 사람들은 재직 중에도 자신이 설립할 회사에 도움이 될만한 인맥을 열심히 쌓아왔고 업무상 알게 된 사람들과의 관계도 그 나름 생각해왔다는 것입니다.

그러니 정년 후에 회사설립 계획을 세우기 시작해봤자 "만회할 수 없는 요인"도 크다고 하겠습니다. 물론 퇴직 후에 사회와 관계를 계속한다는 의미에서 '일'이 전부는 아닙니다. 살고 있는 동네에서 자치회 일을 할 수도 있고 아파트 관리조합의 관리인, 취미 모임에서 직책을 맡는 것도 괜찮습니다. 자원봉사활동 역시 퇴직 후 사회 참여로써 하나의 선택이 될수 있습니다.

누군가와 함께 일하고 누군가에게 도움이 되고 누군가에게 필요한 사람이 된다고 느끼는 것이 현역 의식을 항상 유지할 수 있는데, 큰 역할을 하기 때문입니다.

즉, 70대가 됐다고 새삼스럽게 '은퇴'한다는 생각은 해서는 안 되고 계속해서 현역 의식을 유지하는 것이 중요합니다. 바로 그것이 70대의 갑작스러운 노쇠를 막아줄 것입니다.

'일하는 것'은
노화 방지의 최고의 약

●

일을 계속하는 것이 우리들의 노화로 늦춰주고 늘 원기 왕성하게 살게 해준다는 것은 데이터에서도 뒷받침됩니다.

나가노현은 예전에 47개 도도부현 중에서, 평균 수명이 하위권에 있었습니다만 1975년에 남성이 전국 4위가 되고, 그 후에도 계속 상승하여 1990년대 이후 전국 1위를 수차례 기록했습니다.

여성도 2010년 조사에서 1위가 되면서 남녀가 함께 평균 수명이 전국 1위가 되었습니다. 후생노동성의 2015년 조사에서도 나가노현의 평균 수명은 남성이 81.75세로 전국 2위,

여성이 87.68세로 전국 1위를 유지했습니다.

　도대체 왜 나가노현에서는 이렇게까지 오래 사는 것일까? 여러 가지 추측이 나왔습니다. 나가노현에서는 메뚜기와 벌의 유충 등 곤충을 먹는 식습관이 있기 때문이라던가 지형적으로 산이 많아 산길을 자주 다녀서 다리 허리가 튼튼해졌기 때문이라는 등의 이유가 제기되기도 했습니다.

　그러나 최근에는 곤충을 먹는 것도 줄어들었고 자동차 보급으로 산길을 걷는 일도 별로 없어서 이런 가설은 그다지 설득력이 없다고 해야겠지요.

　저는 진짜 이유는 나가노현 고령자들의 "취업률"에 있지 않을까 생각하고 있습니다. 왜냐면 나가노현은 지금까지 고령자 취업률에서 전국 1위를 여러 차례 기록하고 있기 때문입니다.

　총무성 통계국의 최신 데이터에서도 2017년 10월 1일 현재 나가노현 고령자의 취업률이 남성은 41.6% 여성이 21.6%로 남녀 모두 전국 1위입니다.

　집에만 붙어 있지 않고 적극적으로 바깥으로 나와 일하는 것은 운동 기능과 뇌 기능의 노화를 늦춰주고 수명도 연장시켜 준다고 생각합니다.

이는 오키나와의 평균 수명과 취업률 관계를 살펴봐도 알 수 있습니다.

오키나와현은 이전에는 장수하는 현의 이미지가 있었습니다. 하지만 현재 여성은 그래도 장수하는 편이지만 남성은 평균 수명이 전국 도도부현 중 30위 이하가 되고 말았습니다. 앞서 후생노동성 2015년 조사에서도 오키나와 남성은 전국 36위로 하위권… 한편 여성은 전국 7위에 올라있습니다.

오키나와 남성과 여성은 거의 같은 유전자를 가지고 있고 같은 기후 풍토에서 생활하고 있는데도 불구하고 왜 이 정도까지 평균 수명에 차이가 나는 것일까? 저는 그 이유도 "취업률"에 숨겨져 있다고 생각합니다.

왜냐면 오키나와 남성 고령자의 취업률이 전국 최하위이기 때문입니다. 이것이 '남성의 평균 수명을 낮추고 있는 요인이 아닐까'라고 보는 거죠.

한편 여성의 경우는 젊을 때부터 전업주부도 있고 고령이 되어서도 집안일에 한몫하고 있는 경우도 많아서 취업률 자체가 남성만큼 수명에 영향을 미치지 않을지도 모르겠습니다. 그러나 남성의 경우는 '일을 하느냐 안 하느냐가 평균 수명에 영향을 미친다'고 볼 수 있습니다.

한편 나가노현에서는 고령자 1인당 의료비가 전국 최저 수준이라는 조사 결과도 있습니다. 즉, 나이가 들어도 활기찬 사람들이 많다는 것이죠.

고령이 되더라도 계속 일을 하는 것이 활동 수준을 높게 유지할 수 있는 가장 손쉬운 방법입니다. 또한 신체와 뇌의 노화를 늦춰주는 역할도 해서 활기찬 70대, 80대를 가능하게 해주는 겁니다.

다만 나이가 든 뒤 '일하는 방식'은 젊을 때와는 달라야 할 것입니다. 즉, 돈과 효율만을 추구하는 일 처리 방식에서 자신의 경험과 지식을 활용해서 다른 사람을 도와주고 사회에 도움이 되는 것에 보다 가치를 두는 것도 좋습니다.

설령 돈만을 추구한다고 해도 나이가 들면 젊을 때만큼 성과를 얻기는 점점 어려워집니다. 뜻대로 할 수 없는 일도 많아지죠. 그럴 때, 스스로 가치 없는 존재가 돼버렸다고 낙담하는 사람들도 있습니다. 그러나 돈을 얼마나 벌 것인가, 얼마나 성과를 올릴 것인가 하는 것들은 '일한다'는 행위의 일면에 지나지 않습니다.

또한 고령이 되면 자신의 경험과 지식을 누군가를 위해 활용하는 방법도 있습니다. 얼마나 사회에 도움이 될 것인가 하는 가치관 쪽으로 좀더 무게 중심을 두고 일한다면 더 좋지 않을까요?

어떤 일이라도 좋으니 아주 조금이라도 사회와 관계를 맺고 뭔가 도움이 될 일을 하는 것은 누구라도 가능합니다. 그 속에서 가치를 찾아내고 고령이 되더라도 계속 일을 하는 것입니다. 바로 이것이 노화 방지에 가장 좋은 약이라고 할 수 있습니다.

뇌의 노화 방지를 위해 생활 속에 '변화'

•

흔히 '완고한 노인'이라는 말을 하는 경우가 있습니다. 나이가 들어 융통성이 없어지고 늘 굳은 얼굴을 하고 있는 노인이 있다면 아마도 전두엽 위축이 진행되고 있는지도 모르겠습니다.

전두엽의 위축은 앞서 언급한 것처럼 사실 40대 때부터 이미 시작합니다. 위축이 점차 진행되면 50대, 60대부터 '고집이 심해졌다' '외골수가 됐다' '화를 잘낸다'는 경향이 조금씩 나오기 시작합니다.

70대가 되면 이러한 경향이 더욱 심해지고 어떤 것에도 의욕이 나지 않게 됩니다. 지금까지 해왔던 것도 하지 않게 되고 만나던 사람들도 안 만나고 집에만 틀어박혀 활기라곤 조금도 없는 생활이 되어갑니다.

그렇게 되지 않기 위해서라도 전두엽의 노화를 막고 의욕 수준을 유지하는 것이 중요합니다.

전두엽의 노화를 막기 위해서는 '변화가 있는 생활'을 하는 것이 가장 좋습니다. 전두엽이란 아는 범위 외의 것에 대처할 때 활성화되는 부위이기 때문입니다. 바꾸어 말하면 매일 단조로운 생활을 반복하면 전두엽이 활성화되지 못하고 쇠퇴해 버린다는 것입니다.

일과 자원봉사, 취미 모임 등 밖으로 나갈 용건들을 일상생활 속에 만들어 넣는 것이 단조로운 생활을 보내지 않기 위한 가장 간단한 해결책입니다. 외출하면 누군가를 만나고 생각지 못한 일에 부딪히기도 하기 때문에 필연적으로 전두엽을 사용하게 됩니다.

그 외에도 일상생활에 어떻게 하면 '변화'를 받아들일 수 있을까? 항상 생각하고 실천에 옮겨 봅니다. 우선은 작은 것부터 생활 속 변화를 만들어 보십시오. 간단한 것이라면 몇 가지라도 새로운 체험을 생활 속에 넣을 수 있습니다.

루틴을
피하자
•

일상생활 속에 루틴을 가급적 피하는 것도 중요합니다.

매일 같은 코스를 산책할 것이 아니라, 일주일에 한 번은 처음 가는 길로 산책하는 것도 좋습니다. 또한 전철을 타거나 차를 타고 조금 멀리 나가 모르는 곳에서 산책을 하면 전두엽은 풀가동하게 됩니다.

고령이 되면 늘 가는 곳이 정해져 있고 단골 가게만 가는 사람도 있지만, 가끔은 화제가 되고 있는 가게나 새로 개척한 가게에 도전해 보는 것도 좋겠습니다. 항상 같은 가게에서 같은 것만 먹고 있다가는 전두엽이 자극을 받지 못합니다.

요리도 전두엽에 자극이 됩니다.

70대 남성 중에는 지금까지 거의 요리를 해보지 못한 사람도 꽤 있습니다. 그렇다면 더더욱 간단한 요리부터라도 좋으니 한번 시작해 보는 건 어떨까요? 새로운 것에 도전하는 경험은 전두엽 노화 방지에 가장 적합한 방법이니까요.

평소에 요리하고 있는 사람이라면 지금까지 사용해보지 않

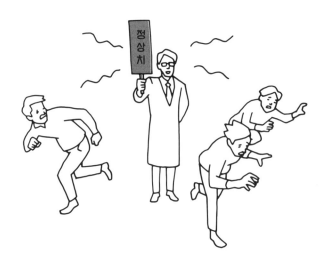

70대에 행복한 고령자

았던 외국 식재료를 사용하는 요리에 도전해 보는 것도 좋겠습니다. 일주일에 한 번씩 안 해본 요리에 도전해 보는 것만으로도 새로운 경험을 할 수 있습니다.

독서가 취미인 사람은 같은 장르의 책을 계속 읽지 말고 다른 작가나 다른 장르에 도전해 볼 것을 추천합니다.

정치적 주장이 비슷한 책만 읽는 경향이 있는 사람도 있겠지만, 자신의 생각과는 정반대로 상충된 의견을 담은 기사와 책을 억지로 읽어보는 것도 뇌에 자극이 된다는 점에서는 아주 좋은 방법이라 할 것입니다.

만약, 당신의 사상이 좌편향되어 있다면 가끔은 우편향 작가의 책도 읽어보는 겁니다. 그리고 당신이 정치에 대해 보수 성향의 소유자라서 신문은 산케이신문(産經新聞), 잡지는 〈정론(正論)〉의 애독자라고 한다면 정반대 논조를 가진 아사히신문(朝日新聞), 또는 〈세계(世界)〉나 〈주간(週刊) 금요일(金曜日)〉 같은 잡지를 읽어봅시다. 물론 반대로도 할 수 있겠죠.

때때로 나오는 맞지 않는 의견이나 이데올로기에 접했을 때 사람들은 안 좋은 태도를 취해 버리는 경향이 있습니다. 그래도 바로 정면으로 마주 서보면 의외의 발견이 하나, 둘

있을 수도 있습니다. 그런 발견들이 뭐가 됐던 '그건 옳지 않아'라며 마음속에 '열의'를 넣어가면서 읽게 되기 때문에 전두엽에 그만큼 아주 좋은 자극이 되는 셈입니다.

'이렇게도 저렇게도 생각해 보기'를 추천

이러한 태도를 독서뿐만 아니라 일상생활 전반에서 실천하면 보다 효과적인 전두엽 자극이 됩니다.

구체적으로는 '목적 A를 달성하는 데는 B라는 방법밖에 없다' '자신의 생각이 절대 옳다'며 "무조건 단정하는 형(型)의 사고방식"에서 벗어나 이 세상에는 내가 '옳다'고 생각하는 방법이나 이외에도 '좋은' 방법이나 '좋은' 의견이 존재할 가능성을 항상 의식하는 그런 사고방식을 일상생활의 기본으로 하는 것입니다.

가령 현역일 때 직장에서 젊은 직원들이 내놓은 의견에 대해 무조건 부정했던 경험이 있지는 않습니까? 그럴 때는 '혹시 그들의 말이 더 좋은 것일 가능성도 있지'라는 정도로 받아들여 보는 것이 "전두엽에 자극을 준다"는 의미에서는 좋습니다.

지역 사회에서 자원봉사를 하든, 새롭게 시작한 취미 모임이든 자신과 다른 의견을 말하는 사람은 많이 있습니다. 특히 그 상대가 자신보다 어리다면 과거 직장에서 하던 습관대로 불문곡직하고 부정해 버릴지도 모르겠지만, 여유를 가지고 받아들여 봅시다.

그렇다고 뭐든지 젊은 사람이 하는 말이라면 다 인정해주자 그런 말은 아닙니다. 스스로는 '내 생각이 맞아'라고 생각하고 있다 해도 그것이 '100% 옳다'라고 단정짓지 말자는 것입니다.

상대에게도 몇 % 몇십 %의 옳은 부분이 있고, 쌍방이 옳다고 서로 싸우는 와중에 토론이 성립하는 것이라는 사고패턴을 의식합시다. 어느 쪽이 옳고 어느 쪽이 틀렸다가 아니라, 둘 다 옳을 가능성에도 유의해서 하나의 물음에 복수의 대답을 준비해 둡시다.

저는 이것을 '이것도 저것도 생각'이라고 부르고 있지만 이런 자세가 전두엽을 노화시키지 않기 위한 "좋은 습관"이라고 하겠습니다.

70대부터 공부법: 입력은 더이상 필요없다

●

뇌를 젊게 유지하기 위해서 새삼 공부를 해보자고 생각하는 70대가 많습니다. 시간적 여유도 있고 책을 읽고 새로운 지식을 쌓아 보겠다는 거죠.

그러나 고령자들은 공부의 정의를 다시 생각해 볼 필요가 있습니다.

언어학자로서 《사고의 정리학》 저자로 알려진 토야마 시게히코(外山滋比古) 선생과 〈문예춘추〉에서 함께 대담을 나눈 적이 있습니다.

토야마 선생은 말문을 열자마자 제일 먼저 "70대, 80대는 공부 따위는 해서는 안 돼요"라고 말했습니다.

물론 이 말은 고령자는 공부하지 말라는 의미로 말한 것이 아닙니다. 토야마 선생의 진의는 지금까지 해왔던 '공부'의 정의를 바꿔야 한다는 것이었습니다.

공부라고 하면 아무래도 새로운 지식을 가득 채워 암기하는 것이라고 이해하는 사람이 많지 않을까요? 즉, 공부란 '입력'이라는 것으로 우리는 초등학교에서 대학교에 이르기까지 그런 교육을 실제로 강요당해 왔습니다.

그러나 고령자에게 요구되는 공부는 다릅니다. 전두엽을 위축시키지 않기 위해서는 '입력'보다 '출력'이 더 중요합니다.

'출력(output)'이 왜 중요한지 "기억의 메커니즘"으로 설명해보겠습니다.

나이가 들어 기억력이 떨어졌다고 한탄하는 사람이 많지만, 하지만 그것은 오해입니다. 70대 정도의 사람이 경험하는 기억 장애의 대부분은 가령 오랜만에 만난 친구 이름이 잘 떠오르지 않는다는 '상기 장애(想起障礙)'입니다.

나이가 들면 왜 상기 장애가 생기는 걸까요? 그것은 인간의 뇌는 바깥에서 덮어쓰기를 하면 할수록 옛날의 기억을 끄집어내기 어렵기 때문입니다. 입력을 계속해서 덮어쓰기를 계속해가면 기억은 점점 상기되기 어렵게 되버리는 것이죠. 하지만 여기에 출력시키는 경로를 만들면 쉽게 상기할 수 있게 됩니다.

70대는 지금까지 오랫동안 인생에서 많은 것을 배워 왔습니다. 지식이라면 충분히 축적되어 있는 것이죠. 새로운 지식을 입력시키기 보다는 지금까지 자신이 열심히 모아온 지식을 출력하는 것이 더 중요합니다.

'출력형'은
언제나 힘들다

그런데 출력하는 것이 중요하긴 하지만 지금까지 축적된 지식을 그냥 빼내기만 하면 재미가 없다고나 할까요…… 그다지 지적으로 보이지도 않고 아마 듣는 사람들로부터도 크게 환영받지 못합니다.

원래 지식이란 과시하는 것이 아니라 그것을 가공하는 것에 의미가 있습니다.

'이건 알고 있지'라고 으스대는 건 누구나 할 수 있습니다.

중요한 건 알고 있는 지식을 어떻게 가공해서 쓰느냐에 따라 그 사람의 머리가 좋은지 나쁜지 알 수 있게 됩니다.

지식을 독자적으로 가공해서 독특한 해석이나 의견으로 구성할 줄 아는 사람, 유니크한 관점을 펼칠 줄 아는 사람이 '머리가 좋은 사람' '재미있는 사람'이라고 여겨져서 젊은 사람들도 추종하는 것이 아닐까요?

그런데 일터에서 떠나 이제는 만나서 이야기할 상대도 없어지면 출력의 기회도 없어져 버립니다. 그러면 입력했던 지식이 나오기 어렵게 되어버립니다. 그것을 피할 수 있는 방법의 하나로 SNS를 사용하는 것을 들 수 있겠습니다.

지금은 블로그며 트위터며 생각이 떠오르면 즉시 하고 싶은 말을 할 수 있습니다. 뇌의 노화 예방 측면에서 보면 이러한 '출력형'이 되는 것이 '서재형 수재'보다도 젊음을 더 잘 유지할 수 있습니다.

그런데 혹시 모처럼 만의 발언을 하는 것이라면 다른 사람과 다른 것을 말하도록 노력 해보십시오. 대다수의 생각에 마치 반항하는 듯한 의견을 내보는 거죠. 실제로 저는 의식적으로 다수파와는 다른 의견을 내려고 마음속에 항상 유의하고 있습니다. 그렇게 함으로써 전두엽을 보다 강하게 자극할 수 있으니까요.

한편 젊은 사람들의 출력은 가령 인스타에 잘 나오는 것을 너무 의식하기도 하고 다른 사람의 시선도 지나치게 신경 쓰는 편입니다. 받아들이려고 하는 자체는 나쁜 것은 아니지만 그래서는 다수파에 영합되기 쉽습니다. 즉, 모처럼 만의 발언이었는데 결과적으로는 자신의 개성을 오히려 죽여버리는 꼴이 될 수도 있습니다.

그렇기 때문에 다른 사람을 의식하지 않고 재미있는 것을 말하도록 해봅시다. '재미있는 사람'이 되는 것을 목표로 삼게 되면 몸과 마음이 건강해지고 하루하루를 활기차게 보낼 수 있습니다.

70대의 운동 습관을 만드는 방법

•

70대의 생활에서 또 하나의 중요한 포인트는 운동 기능의

70대에 행복한 고령자

유지입니다. 아직 70대라면 그 나름 신체를 자유롭게 움직일 수 있는 사람이 대다수이기 때문에 이 시기를 놓치지 않도록 해야 합니다.

이 연령대에 의식적으로 몸을 움직이고 있는지 아닌지가 80대가 되고 나서도 오랫동안 운동 기능을 유지하게 될 것인가 아닌가에 크게 영향을 미칩니다.

다만, 70대 사람의 경우 너무 심한 운동은 피하는 것이 좋습니다. 때때로 '몸에 좋다'고 생각해서 그러는 건지는 모르겠지만 가끔 엄청나게 무리를 하는 사람들을 볼 수 있습니다. 하루 종일 헬스센터에만 있는 사람, 하루에 20km나 달리는 사람 등등, 그렇게까지 하는 사람들은 반드시 건강 체크를 빠뜨리지 말고 하기를 부탁드리고 싶습니다.

왜냐면 70대에 운동 부하가 지나치게 걸릴 경우 오히려 몸이 약해져 버릴 수도 있으니까요. 충분한 주의가 필요합니다. 또한 심한 운동은 몸을 "산화"시켜 노화를 촉진시키기 때문에 사실은 "느긋한" 운동을 하기를 권하고 싶습니다.

가령 산책이라면 가볍게 자신의 페이스로 계속해 나갈 수가 있습니다. 또한 집밖으로 나가서 햇볕을 쬠으로써 '세로토닌' 생성을 돕는 효과도 있습니다. 세로토닌은 활동 의욕을 증진시키고 정신적으로도 활기차게 해줍니다.

한편, 일상 속에서도 운동 기능을 유지하는 작은 힌트들이 많이 있습니다. 혹시 외출했을 때 역 또는 상가 같은 곳에서 계단을 피하고 엘리베이터나 에스컬레이터를 찾거나 하지는 않습니까?

충분히 안전을 확보할 수 있다면 가끔은 노화 방지라고 생각하고 계단을 이용하십시오. 그것도 올라가는 계단이 아니라 내려가는 계단을 제대로 걸어 주십시오.

본래 고령자에게는 올라가는 것은 시간이 걸리긴 해도 의외로 올라갈 수 있습니다. 반대로 내려가는 것은 근력이 약해지면 무서워서 걸을 수가 없게 됩니다.

나이가 들면 약해지는 근육과 약해지지 않는 근육이 있는데, 계단을 오르고 내리는 데는 사실 내려갈 때 근육이 먼저 약해집니다. 내려가는 계단을 총총걸음으로 잘 내려갈 수 있다는 것은 '다리가 젊다'는 의미입니다. 따라서 계속해서 자신의 다리로 걷는 것을 목표로 한다면, 계단에서는 내려가는 연습을 하는 것이 좋습니다.

　다만 넘어질 우려가 있다면 하지 않는 것이 좋겠지만, 무리가 안 되는 정도로 계단을 이용해서 다리 근력을 유지시키도록 해주십시오.

　산책 이외에도 최근에는 수중에서 걷기를 하는 사람도 많이 있습니다. 이것도 몸에 부하를 많이 주지 않는 좋은 운동입니다. 수중에서의 운동은 전신 운동도 되고 부력 때문에 관절에 부하가 걸리지 않아 고령자도 안심하고 할 수 있습니다.

　또한 골프나 테니스 등 젊을 때부터 계속해 온 운동이 있다면 그만두지 말고 가능한 계속해야 합니다.

　다만, 일상적으로 하는 운동이라면 격렬한 운동보다도 느긋하게 몸을 움직이는 편이 70대에게는 좋을 것입니다. 최근에는 일본에서도 하는 사람이 증가하고 있습니다만 태극권도 매우 좋습니다. 저도 따라가서 해본 적이 있는데, 간단해 보여도 꽤 깊이가 있는 운동이었습니다. 태극권을 좋아하는 사람이 많은 중국의 경우 태극권이 고령자들의 노화 방지에 큰 효과를 주고 있음에 틀림없습니다.

넘어져 다칠 위험을
줄이는 방법

70대에는 넘어져서 부상을 당하는 것도 갑자기 노화를 초래할 수 있는 위험 요인이라고 할 수 있습니다.

젊을 때라면 골절로 '3주 정도' 입원했다고 해도 원래 생활로 돌아오는데, 그렇게 시간이 걸리지 않습니다. 그러나 고령자가 '3주씩이나' 입원하면 운동 기능은 물론 뇌 기능도 급속히 쇠퇴해버립니다. 병원이라는 낯선 환경에서 자유롭지 않는 생활을 억지로 하게 되면 치매와 같은 증상이 나타나기 시작도 하고 치매가 진행되어 버리는 경우도 있습니다.

운동 기능을 회복하기 위한 재활 기간도 고령이 되면 길어지고 경우에 따라서 후유증도 남게 됩니다. 입원 중에 했던 수술 때문에 체중이 감소하고 체력이나 면역력이 저하하며 급격히 노쇠해지는 경우도 흔히 있습니다.

최악의 경우, 입원 중에 다른 병이 함께 생겨 그만 병석에서 일어나지 못하게 되는 경우도 발생합니다.

이렇듯 넘어지는 것은 남은 인생을 크게 좌우하는 위험 요소라 하겠습니다.

간단한 대처법으로는 건강할 때부터 집안의 실내 동선에 맞추어 난간을 설치해 두는 것입니다. 최근에는 토목건축사무소에 부탁하지 않아도 노인 홈센터에서 간단히 구입할 수 있고, 요양 서비스 대상으로 인정을 받은 사람이라면 '케어매니저'와 상담하면 대여받거나 보조금을 받을 수도 있습니다. 난간을 설치했다고 절대 안심할 수 있다는 것은 아니지만 넘어질 위험을 줄일 수 있는 것은 분명합니다.

또 한가지 넘어질 위험에 대한 중요한 대처 방안으로 현재 복용 중인 약을 다시 검토해 보는 것입니다. 고령자가 되면 밤에 잠이 오지 않아 정신안정제를 처방받는 사람이 많이 있습니다. 그러나 사실 안정제에는 근육 이완 작용이 있어서 근육이 이완하면 고령자는 힘이 들어가지 않게 되어 쓰러져 버리는 경우가 발생하기 쉽습니다.

심야에 화장실 가다가 넘어졌다든지 계단에서 떨어졌다는 고령자의 사고가 흔히 있지만, 이들 중에는 복용 중인 약이 관계되는 경우도 상당한 비율로 있지 않을까 싶습니다.

본래, 안정제란 잠을 깊게 해주는 효과는 없고 잠들기 쉽게 해줄 뿐입니다. 예전에 사용됐던 수면제는 수면을 깊게 해주는 것이었지만, 과다 복용 시 호흡이 중지될 위험이 있어서 현재는 안정제가 사용되고 있습니다.

아무리 해도 밤중에 잠이 깬다면 우울병약을 복용하는 것도 좋은 방법일 수 있습니다. 만일 힘이 들어가지 않는다는 자각 증상이 조금이라도 있다면 의사와 상담을 해서 약의 변경을 의논해 보기 바랍니다.

다만 그중에는 고령자에 대한 안정제 사용법을 잘 모르는 의사도 있습니다.

약의 부작용에 대해 환자가 호소를 해도 '참아 보세요'라며 상대해주지 않으려 하는 의사는 기본적으로 고령자에 대해 잘 알지 못하는 의사입니다. 그럴 경우에는 다른 병원에 가는 것을 권합니다.

안정제 외에도 혈압이나 혈당치를 낮추는 약도 시간대에 따라서는 저혈압, 저혈당을 일으켜서 다리가 휘청거리는 경우가 있습니다.

약에 관해 불안한 점이 있다면 의사와 상담해서 건강할 때 넘어지는 위험을 미리 경감시켜 놓으시기 바랍니다.

오래 살고 싶으면
다이어트 따위는 해서는 안 된다

•

고령이 되어서 건강을 위해, 심지어 미용을 위해 다이어트를 하는 사람들이 있습니다만 이것도 갑자기 노화를 초래할 위험이 있습니다.

질병 때문에 식사 제한을 꼭 해야 할 경우를 제외하고는 70대가 되면 적어도 다이어트 따위는 해서는 안 됩니다.

현재 거국적으로 대사증후군 건강 검진이 진행되고 있는데, 복부 둘레를 측정하고 조금이라도 비만이라고 판정되면 생활습관을 개선하도록 지도하고 있습니다.

이 때문이기도 해서 그런지 단지 조금 포동포동해신 것뿐인데도 많은 사람들이 '몸에 좋지 않다'고 생각하게 되어 버린 것이죠. 그러나 이것은 잘못된 믿음입니다.

예전에 미야기현에서 5만 명을 대상으로 대규모 조사가 실시되었는데, 그 결과 마른 형의 사람이 약간 살찐 사람보다도 6~8년 빨리 사망한다는 것이 밝혀졌습니다. 그리고 가장 장수하는 사람은 약간 포동포동한 사람들이었습니다.

이 조사 결과는 우리들의 실제 느낌과도 일치하지 않습니까? 주위에 활기찬 70대, 80대 사람은 마른 형이라기보다는 약간 살찐 형이 많습니다. 그럼에도 불구하고 BMI가 25~30이 되면 비만으로 간주하고 체중 감량을 권장합니다.

이것이 미국이라면 사망 원인 1위가 심장병이기도 하고 동맥경화를 방지하는 의미에서 체중 지도에 적극적으로 나서는 것을 이해할 수 있겠습니다.

그러나 우리의 경우 사망 원인 1위는 암이고 허혈성 심질환 등은 OECD 국가 중에서도 현저하게 낮은 수준입니다. 그런데도 미국의 의학 상식을 그대로 받아들여서 나라의 시책이라고 하고 있는 것입니다.

저도 오랫동안 고령자들을 진료해왔습니다만 역시 고령자가 되어도 건강한 사람은 약간 살이 찐 사람들입니다.

또한 실제 나이보다 10~20년 가까이 젊어 보이는 사람도 약간 살이 찐 사람입니다. 반대로 실제 나이보다 늙어 보이는 사람은 마른 체형의 사람입니다. 살이 빠짐으로써 피부 탄력도 나빠지고 주름도 눈에 띄게 많아집니다. 이런 사람들에게는 단백질이 부족한 경향이 있어서 매일의 식사를 물어보면 '소바'같은 아주 담백한 식사를 항상 먹고 있는 경우가 흔합니다.

식사 제한을 해서 체중을 줄였다는 고령자에게도 비슷한 상태를 보고 알 수 있습니다. 고령이 된 후에 단백질 부족은 노화를 앞당기게 됩니다. 아울러 면역력 저하를 초래해서 암을 비롯한 여러 질병의 발생 위험도 높이게 됩니다.

요컨대 70대가 되면 영양 부족에 신경을 써야 하지 지나친 섭취에 민감할 필요는 없습니다. 위장이 나빠져서 먹을 수 없다면 모를까 먹는 것을 좋아하고 먹을 수 있는 건강 상태라면 참을 필요가 없는 것입니다.

70대가 되면
대인 관계를 점검해보자

70대가 되면 대인 관계가 점점 꺼려지게 됩니다. 몇 번이나 설명했듯이 이것은 남성 호르몬이 감소해서 초래된 현상으로 남성의 경우에 보다 현저하게 나타납니다.

반대로 폐경 후의 여성은 나이가 들면서 남성 호르몬이 증가하기 때문에 더욱 활발해지고 사교적인 경향이 강해지게 됩니다.

남성이든 여성이든 노화를 막는다는 의미에서는 '대인 관계'가 중요합니다. 사람들과 교제를 한다는 것은 전두엽을 사용한다는 점도 있고, 뇌의 노화를 늦출 수도 있기 때문입니다.

또한 대인 관계를 하고 있으면, 남성 호르몬이 조금씩 증가된다는 측면도 있는데, 그 때문에 더욱더 사람들과 교류할 의욕이 증진되는 선순환을 만들 수가 있습니다.

이는 남성 호르몬과 근육의 관계에서도 비슷한데, 남성 호르몬이 증가하면 근육이 붙기 쉬워지고, 근육이 붙으면 다시 남성 호르몬이 증가하게 되는 선순환과도 같습니다.

따라서 70대가 되면 가능한 사람과의 만남을 중단하지 말고 계속해 나가도록 하는 것이 좋습니다.

다만, 주의해야 할 것은 싫은 사람과의 만남은 '이제 관두는 편이 좋다'는 것입니다.

의무감이나 타성적으로 싫은 만남을 계속하면 사람과의 만

남 자체가 점점 싫어지게 됩니다.

70대가 되면 자신의 기분에 솔직해져서 교우 관계를 다시 잘 살펴보고 만나면 좋은 상대, 즐거운 친구와의 만남만을 가져도 됩니다.

스포츠 이야기가 좋은 사람은 그런 화제로 흥을 올려 줄 수 있는 상대, 정치 이야기가 좋은 사람은 그런 이야기를 할 수 있는 상대, 어떤 주제든 말하고 싶은 것을 말할 수 있는 상대가 이상적이겠죠. 정치적 입장이 다르고, 응원하는 스포츠팀이 다르다고 해도 말하고 싶은 것을 함께 이야기할 수 있는 상대와의 교류는 전두엽의 활성화에 가장 적합하다고 하겠습니다.

다만 고령이 되면 이미 전두엽의 위축이 진행 중이기 때문에 단지 의견이 다르다는 이유로 싸움이 되기도 합니다. 젊을 때라면 상대의 대립된 의견에도 잠자코 들어줄 수도 있지만, 나이가 들면 화가 나서 용서할 수가 없어지기 때문입니다.

험악한 관계가 될 듯하면, 그 사람과의 만남은 피하고 의견이 비슷하게 통하는 사람들끼리만 만나도록 하십시오. 70대가 되면 싫은 것은 가능한 한 하지 않는 것이 중요합니다.

하고 싶지 않은 것은
안 해도 된다

•

지금까지 전두엽 자극을 위해 하면 좋을 것들을 몇 가지 예로 들었습니다. 그런데 그것을 '하고 싶지 않다'라고 느끼는 사람은 굳이 하지 않아도 관계가 없습니다.

싫어하는 것을 함으로써 오히려 스트레스를 쌓아서는 안 되기 때문입니다. 스트레스가 과도하게 걸리면 면역력이 저하되고 몸도 마음도 손상을 입게 됩니다. 즉 70대에는 '즐길 수 있는 것을 하는지 아닌지'가 면역 기능에 큰 영향을 미치게 된다는 것입니다.

하지만 반드시 '아직 이것이라면 할 수 있다'라고 생각되는 것들을 실행에 옮겨 주십시오.

새롭게 운동을 시작하는 것은 싫지만 산책이라면 좀 할 수 있다거나 집안을 걸어 다니고 정원에서 흙을 만지는 것 등, 무리하지 않는 선에서 '대신할 수 있는 것들'을 찾아보기 바랍니다.

교제 관계도 마찬가지입니다.

젊을 때부터 사람 만나는 것이 싫어서 노후에는 혼자서 느 긋하게 지내려고 일부러 대인 관계에 신경을 쓰고 싶지 않다 고 생각하는 사람도 있습니다. 그런 사람은 직접 사람을 만나 서 이야기하지 않아도 됩니다.

다만 어떻게 해야 다른 사람들과 관계를 계속할 수 있을 것 인가에 대해서는 생각해 보기 바랍니다.

가령 자신의 의견이나 취미 활동에 대해 일주일에 한 번 정 도 SNS로 활용하는 것도 괜찮습니다. 트위터나 인스타그램 처럼 같은 주제에 흥미를 가지고 있는 사람들과 가볍게 대화 를 주고받고 그러다가 모르는 사람들과도 섞여서 함께 공부 모임이나 학습동아리가 시작되는 경우도 있습니다. 주제는 뭐든지 다 괜찮습니다.

메이저리그 야구, 축구, 역전달리기, 영화, 라면, 철도 여행 등등…. 공부 모임은 거창할 필요도 없고 그냥 잡담회 정도면 충분합니다.

좋아하는 것들을 서로 대화하며 정보를 교환하는 곳이면 되는 것입니다. 그 정도만 하더라도 여러분의 몸과 마음을 활 기차고 생기있게 만드는 데 도움이 될 것입니다.

옛 동료와 만나는 것도
70대가 베스트 시즌

●

나이가 들면 새삼 느껴지는 것이 있습니다.

만남이 단절되어 있더라도 같은 세대의 동료들이라면 흥미나 관심이 일치하기 쉽지 않을까…. 그래서 우선 '그 녀석, 어떻게 지내고 있나?' '그러고 보니 안 본지 벌써 꽤 오래됐네'라며 생각이 떠오르는 옛 동료가 있다면 연락을 해보는 것도 괜찮습니다.

그러면 의외로 그 사람은 옛 동료들과 자주 만나고 있던 차라 '야, 너 어떻게 지내고 있는지 다들 궁금해하고 있었단 말이야'라고 말해 줄 수도 있습니다. 그러면 이야기가 수월해지는 거죠. '만나자'고 말 한마디만 하면 '좋지, 모두한테 얘기해 놓을게'라며 이야기가 다 끝나 버리는 것입니다.

이렇게 내 속마음을 다 알고 서로 눈만 마주쳐도 뭘 할지 다 아는 친구란 참 좋습니다.

나이가 들면서 그동안 소원했다 해도 언제든지 옛날로 돌아갈 수 있는 인간관계는 남아 있습니다. 그런 관계성은 다시 살려내기만 하면 되기 때문에 누군가 먼저 말을 걸어 주기만 하면 간단히 이루어질 수 있습니다. 그것이 옛 친구의 좋은 점이죠.

60대까지는 아무래도 직장의 인간관계가 우선시됩니다. 70대가 되어 퇴직했다 해도 옛 직장 동료들과의 연결은 어떤 식으로든 유지되고 있어서 모임을 가지기도 합니다.

물론 그것이 즐겁다면야 만나면 좋겠지만 즐겁지 않다면, 연락을 끊어도 되고 반대로 상대로부터 연락이 끊겨도 상관없지 않을까요?

직장 동료들을 만나면 회사 다닐 때의 상황이나 상하 관계가 다시 살아나게 됩니다. 대화를 나누어도 기본적으로 표면상의 대화만 주고받기 쉽습니다. 사양할 일 없이 서로의 의견이나 좋아하는 것을 이야기하기는 어렵습니다. 그리고 뭐니 뭐니 해도 만남에 설렘도 놀라움도 없습니다.

반면 학생 때 친구나 오래된 친구라면 못 만난지 수십 년이 지난 친구의 얼굴을 떠올리며 '만나고 싶다'는 생각이 들고 또 만나보면 아주 즐거운 한 때를 보낼 수 있습니다.

아무튼 70대가 되면 인간관계 정도는 내 뜻대로 해도 되지 않을까요? 만남이란 즐거운 시간을 보내기 위한 것이니까요.

'이 사람이라면 맘 편하게 무슨 말이라도 할 수 있으니까 좋다'라고 생각되는 인간관계를 소중히 하면 충분할 듯합니다.

그런데 사실 옛 동료들과 관계를 만들 수 있는 것도 70대까지만입니다. 만남에 대한 희망이 솟아나는 인간관계를 70대 동안 만들 수 있다면 80대가 되어도 생활 속에 즐거움이 계속될 것입니다.

고령이 될수록
인간관계에 대한 고민은 없어져간다

'나가 봤자 만날 사람도 없고'
'귀찮으니 여행도 관두자. 같이 가자고 누구와 약속한 것도 아니니까'
사소한 내 마음의 '브레이크'가 곳곳에서 작용하기 시작하는 것이 70대입니다. 대인 관계가 단절되면 아무래도 의욕이 떨어집니다.

반대로 즐거운 관계와 만남이 있으면 여러 가지 계획이 만들어지고 이를 통해 만남에 적극적인 탄력이 붙어져서 의욕 저하를 막을 수 있고 떨어진 의욕을 회복할 수도 있습니다.

지금까지는 생각은 있어도 '이제 와서 뭘' '혼자서는 무리야' 하고 포기했던 것들이 '재밌겠는데…' '해볼까?' 한 마디 해보면 '그래 하자!' 하고 기세가 오를 수도 있습니다.

즐거운 대인 관계로 여러 가지 희망을 가지게 되면, 왠지 그동안 거절하기 어려워 계속해왔던 만남이나 모임도 '번거로우니 관두자'며 정리할 수도 있습니다.

또한 즐거운 인간관계라면 서로 사양할 필요도 없습니다.

만나고 싶을 때 만나고 함께 뭔가를 하고 싶을 때는 물어보기만 하면 됩니다.

행복한 80대, 90대에게는 인간관계로 고민할 필요가 없습니다. 젊을 때는 누구나 그렇게 힘들어했던 인간관계가 늙어가면서 점점 정리되고 (마음 맞지 않는 사람과는 자연히 소원해지죠) 주변에는 서로 편하게 만날 수 있는 사람, 서로 즐거운 시간을 보낼 수 있는 사람만 남기 때문입니다.

자주 마주치는 광경입니다만 90세를 넘긴 할머니들끼리 옛날이야기로 이야기꽃을 피우고 있습니다. 뭐가 그리 즐거운지 웃음소리뿐입니다. 그런 모습을 보고 있으면 '천진난만하다'는 생각이 드는데요. 혹시 늙음에 무슨 비법이라도 있는 거라면 바로 그런 천진난만함과 아무 걱정없이 사는 것, 그것일지도 모르겠다는 생각이 듭니다.

80세가 되면, 어떻게 해야 하지?

제 **5** 장

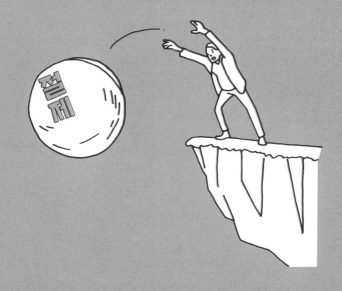

80세부터는 '지금 있는 능력'을 살려 즐겁게 살자

•

이미 말씀드린 것처럼 저는 '사람은 어느 시기까지는 노화와 싸우는 것이 가능하고 싸워야 한다' 그리고 '어느 시기부터는 노화를 받아들이는 방향으로 마음을 바꾸어야 한다'고 생각합니다.

문제는 '그러면 노화를 받아들이는 쪽으로 바꿔야 할 "어느 시기"란 언제인가?'입니다.

사람에 따라 살아온 길이 다르므로 노화와 싸우는 것은 80대 중반까지 해볼 수도 있겠지만 대체로 '80세'에 매듭짓는다고 보면 되겠습니다.

그 무렵이 되면 어느 시기부터 건망증이 늘어나고 몸에 장애가 나타나기 시작합니다. 몸이 부자유스럽게 되는 것은 아무리 애를 써봐도 피할 수가 없습니다.

또한 90대가 되면 검사상 적어도 60% 이상이 치매 진단을 받습니다. 지금부터 고령자가 되는 사람들은 '나도 80대 후반부터는 당연히 치매가 된다'라는 가치관을 반드시 가져주셨으면 합니다.

제가 말하는 '노화를 받아들인다'라는 것은 이러한 상황 속에서도 너무 실망하지 말고 '나는 이만하면 됐어'라는 쪽으로 "마음가짐을 바꾼다"는 것을 의미합니다.

얼굴도 몸도, 주름투성이가 된 채 몸도 움직일 수 없게 된 자신을 '나의 있는 그대로의 모습'으로 받아들이고 지금 내가 할 수 있는 것을 하며 즐겁게 사는 것입니다. 그것이 80대 이후 인생의 큰 주제입니다.

'할 수 있는 것'과 '할 수 없는 것'을 정리하자

•

'노화를 받아들인다'고 하면 매우 어려운 것처럼 생각하지만 그렇게 의식하지 않으면서도 자연스럽게 해내는 사람들이 많습니다. 기력과 체력의 쇠퇴를 서서히 실감하고 있는 나날 속에 문득 정신을 차려보니 '그런 상태를 받아들이고 있었다’라는 사람들이 의외로 많습니다.

문제는 인생 종반에 이르기까지 오히려 ‘노화와 싸운다’는 의식이 더 강해지는 사람입니다.

그런 사람도 ‘이제는 싸울 수 없게 된건가?’라는 느낌이 든다면 바로 그때부터 사는 방법을 잘 바꿔서 깨끗하게 물러나야 합니다. 그렇지 않으면 생각지 못한 깊은 상처를 입게 될 수도 있으니까요.

사는 방법을 자연스럽게 바꾸어가며 80대를 가급적 즐겁게 지낼 수 있는 요령이 몇가지 있는데 그중 하나가 ‘할 수 있는 것’과 ‘할 수 없는 것’을 정리하고 ‘할 수 없는 것’에 대해서는 ‘할 수 없는 것이 당연하다’고 생각하는 것입니다.

‘더이상 할 수 없는 것’은 깨끗이 단념하고 그것에 대해서는 ‘80대라는 내 나이를 생각해보면 할 수 없는 것이 당연하다’라고 받아들이며 구애받지 않는 것이 중요합니다.

그렇게 될 때는 ‘순순히 남의 도움을 빌리자’는 의식의 전환도 필요하다는 것을 꼭 유념해 주기 바랍니다. 가령, 요양보험 서비스를 받는 것은 지금처럼 필요할 때를 위해 세금과 보험료를 그동안 내온 것이기 때문에 당연한 권리라고 생각해야 합니다.

더구나 '아직 할 수 있는 것'을 너무 쉽게 그만둔다든지 포기한다든지 하지 않는 자세도 매우 중요합니다.

노인은
모두가 개성적이다

•

'할 수 없는 것'은 이미 할 수 없게 됐다고 받아들이면서 아직 남아있는 '할 수 있는 것' 즉, 잔존 기능을 이후에도 계속 유지하고 지금 나에게 가능한 것이 무엇인지 차분하게 잘 찾아보는 것— 이것이 80대 이후의 현명한 생활방식입니다.

패럴림픽(Parallel과 Olympics의 합성어로, 신체가 건강한 사람들의 올림픽에 대응되는 장애인들의 올림픽)은 장애자(障礙者)에게 남아 있는 기능을 어떻게 하면 최대한 활용할 수 있는 것인가를 겨루는 대회입니다. 고령자에게는 이 '패럴림픽적 발상'이 필요합니다.

'할 수 있는 것'을 현재의 자신의 장점으로써 바라보는 자세가 자신에게 도움이 됩니다. 그렇다고 뭐든지 '뛰어난 재능'일 필요는 없습니다. 젊은 사람이 보기에 걸출한 능력이라고는 할 수 없는 것이라도 고령자에게 있어서는 '할 수 있는 것' 그 자체가 훌륭한 장점이기 때문입니다.

40대 때에는 주변 사람들과 같은 속도로 걸을 수 있다는 것에 아마도 즐거움을 느끼지는 않을 것입니다. 그러나 80대가 되어 40대 사람과 같은 속도로 걸을 수 있다면 정말 대단한 잔존 기능이 아닐까요?

운전의 경우도 할 수 있는 동안은 그만둘 필요가 없고, 그만두면 오히려 요양 서비스 대상이 될 위험이 높아져 버립니다.

또한

◆ 매일 식사를 요리하고 가끔 손님에게 자신이 담근 밑반찬을 내놓을 수 있는 것

◆ 혼자 장 보러 갈 수 있는 것

◆ 신문을 보고 언론과는 다른 관점에서 정권 비판을 할 수 있는 것

◆ 누구와도 대화할 수 있는 것

◆ 순수하게 남에게 의지할 수 있는 것

이렇게 극히 "사소한" 일들이 가능한 것만으로도 고령자에게는 인생의 버팀목이 됩니다.

바꾸어 말하면 그런 "사소한" 것들에 행복을 느낄 수 있게 됩니다. 그것이야말로 나이가 든다는 것의 장점이지 않을까 싶습니다.

80세가 지나면
건강 진단은 받을 필요가 없다

건강 진단을 의심해야 한다고 제1장에서 설명했습니다. 이 장에서는 좀더 강조해서 건강 진단은 받지 않아도 된다고까지 이야기하고자 합니다.

왜냐면 지금의 80대는 '건강 진단의 선두' 세대라 그런지 건강 진단을 절대시하는 경향이 강하기 때문입니다. 사실 그런 사람에게는 보다 강한 어조로 전달할 필요가 있습니다.

실제로 건강 진단은 80세 넘은 고령자에게는 거의 도움이 되지 않는다고 생각합니다. 도움이 된다고 확실히 말할 수 있는 것은 60대 정도까지만입니다.

제1장에서도 언급했듯이 건강 진단의 '정상(正常)'이란 많은 경우 평균치를 중심으로 95% 범위에 들어가는 사람의 수치를 말합니다. '이상(異常)'은 그 범위에 들어가지 않고, 그보다 높거나 낮은 사람의 수치를 의미합니다.

수치는 본래 사람마다 제각각입니다. 체질과 환경에 따라 다르고 젊은 사람과 고령자도 다르며, 체형과 성별, 직업에 따라서도 다릅니다.

정상치라도 병에 걸리는 사람이 있고, 이상치인데도 병에 걸리지 않는 사람도 있습니다.

수치가 나쁘니까 오래 살 수 없다는 근거가 없습니다.

즉, 어디까지가 정상이고 어디부터가 이상인지는 개인에 따라 다르다는 것입니다.

좀 더 얘기하자면, 80세를 지나서도 활기차게 살고 있는 사람이 있다면, 그 자체가 건강하다는 근거라고 하겠습니다.

그럼에도 의사가 환자를 보지 않고 수치만 보며 진단을 내린다면 어떻게 될까요? 정상치가 되도록 지도하고 약을 처방하게 되면 어떻게 될까요?

대답은 명료합니다. 그때까지 잘 유지되어온 건강과 활기가 손상을 받게 될 것입니다.

80대가 되어서도 건강하다면 '건강한 내 자신이 근거다'며, 가슴을 활짝 펴고 건강 검진에서 다소의 수치 변동이 있다고 해도 겁먹을 필요는 없습니다.

80세가 되면
암은 '함께 가야 할 병'

85세가 지난 사람들의 사체(死體)를 부검(剖檢)한 결과 거의 모든 사람의 몸에서 암이 발견된다는 말을 했습니다. 사실 제가 담당 전문 의사(專門醫師)에게 들은 것으로는 '전원'이었습니다. 즉, 80대가 되면 누구나 몸에 암이 있을 가능성이 높다는 것입니다. 그중 1/3의 사망 원인은 "암"이었고, 나머지 2/3는 다른 질병으로 사망했는데, 부검했더니 암이 발견된 케이스들 이었습니다.

세간의 상식으로는 '암은 죽음에 이르는 병으로 조기 발견, 조기 치료해야 한다'고 하지만 이 부검 결과에 따르면, 본인이 알아채지 못한 암도 있을 수 있고 일상생활에 지장이 없는 암도 있다는 것을 알 수 있습니다.

또한 나이가 들면 암의 진행이 늦어지기 때문에 그냥 내버려 둬도 괜찮은 케이스가 의외로 많으니, 꼭 이 사실을 알고 있기 바랍니다.

한편, '투병(鬪病)'이라는 말이 있습니다. 암 환자들이 자주 쓰는 말이죠. 이전부터 좀 이상하다 싶었던 것인데, 도대체 무엇과 '싸운다'는 것일까요?

원래 암은 자신의 세포가 변형해서 '암화(癌化)'된 것입니다. 즉, 자신의 몸에서 생겨나온 것인데 '암 이놈, 너 따위한테 내가 질 수 없다'라고 아무리 큰 소리 쳐봤자 사라져 주지 않습니다. 사라지는 암도 있지만, 자신의 힘으로는 해결할 수 없습니다.

특히, 고령자의 경우가 그렇습니다. 왜냐면 이미 몸속에 암세포가 많이 있기 때문입니다. 다행히 하나를 물리친다 해도 바로 이어서 다른 암이 나타날 확률이 높다고 할 수 있습니다.

또한 '암과 싸운다'며 수술이나 항암제를 사용하지만 모두 몸에 큰 손상을 줍니다. 체력이 떨어지고 일상생활도 하기 어려워집니다. 더욱이 장기를 절제라도 했다면 남은 인생을 계속 나쁜 몸 상태를 안고 살아가야 합니다.

그렇게 해서 체력과 기능이 빼앗겨 버리면 면역 저항력도 떨어지고 다른 질병이 일어나기 쉽게 됩니다. 또한 다른 암의 진행을 앞당기거나 신체 여기저기에 암 증상이 출현할 수도 있습니다.

'투병'이라는 선택이 오히려 자신을 고통스럽게 만들어 버립니다. 제가 권하고 싶은 것은 투병이 아니라 '공병(共病)'이라는 사고방식입니다. 질병과 싸우는 것이 아니라 질병을 받아들이고 함께 살아간다는 것으로 영어로는 'With Cancer(암과 함께)'라고 해야 할 것입니다.

'암화(癌化)'된 세포를 약으로 공격하거나 수술로 제거하는 것이 아니라 그것을 '잘 길들여가며 함께 살아가는 것'이라는 선택입니다.

TV에서는 연예인의 '투병'을 미화해서 다루는 경향이 있습니다. 그래서 '나도 싸우겠다'라는 기분이 드는 건지도 모르겠습니다만 정작 고령자에게 필요한 것은 '용감함'보다 '온화함'이며, '암과 싸워 주는 의사'가 아니라 '암으로 고통받지 않는 방법을 함께 생각해 주는 의사'입니다.

80세가 되면 다소 차이는 있지만 모두 치매가 된다

사람은 왜 치매가 되는 걸까요?

대답은 매우 간단합니다. 나이가 들기 때문입니다.

앞서 언급했던 요쿠후카이병원에서 진료했을 당시 부검 결과, 85세를 넘긴 사람 거의 전원의 뇌에서 알츠하이머 뇌 변성이 발견되었습니다.

다만, 80대가 돼서 발생한 치매의 경우는 진행 속도가 매우 늦었습니다. 사실은 발생 20년 정도 전부터 조금씩 진행되고 있었지만, 대부분 사람은 알아채지 못합니다. 증상 발생 후에도 진행은 계속되고 멈추지 않습니다.

즉, 치매는 병이라기보다 '노화'에 가까운 것으로 나이가 들면 누구에게나 일어나는 현상이라는 것이죠. 마치 나이가 들면 근력이 쇠퇴해서 운동할 수 없게 되고 피부에 주름이 생기며 머리카락이 백발이 되는 것과 마찬가지입니다.

'치매의 증상 발생 연령' 데이터를 봐도 이는 명백합니다.

대략적인 수치로 보면 60대의 증상 발생은 1%이지만 70대 전반은 3~4%, 70대 후반은 10%, 80대 전반이 되면 20%를 넘고 여기부터 갑자기 증가해서 80대 후반에 40%, 90세에 60%, 95세에는 80%의 사람이 치매가 됩니다.

'죽을 때까지 치매가 되지 않았다'는 사람도 있지만, 이는 치매가 되기 전에 사망한 것일 뿐 좀더 오래 살았더라면 치매가 발병했을 것입니다.

이런 사실로부터 이끌어 낼 수 있는 결론은 역시 이것뿐입니다.

즉, '지금 이때 좋아하는 것을 하며 즐겁게 살자'라는 것입니다.

나이 들어 재미없고 시시한 생활을 하고 있으면, 그렇게 사는 보람도 없이 뇌의 활동이 둔해집니다.

반대로 스트레스가 많은 생활을 하면 뇌가 손상을 받습니다. 하지만 새로운 것, 좋아하는 것을 하면 뇌는 자극을 받아 활성화되고 이로 인해 치매 증상 발생을 늦출 수 있습니다.

80세부터는 '의료의 접근 방법'이 달라야 한다

저는 80대 이상의 사람에 대한 의료는 별도의 방법이 필요하다고 생각합니다. 만일 이미 병에 걸려있다면 지금까지와는 치료 방법이 다르지 않으면 안 된다는 것입니다.

동맥경화로 예를 들어 설명해 보겠습니다.

동맥경화란 동맥(혈관)의 벽이 두꺼워지고 딱딱해지는 것으로 오랫동안 이것은 혈관에 지질이 과잉 축적되어 생겨난 것으로 생각되어 왔습니다. 그러나 요즘은 혈압이 높고 콜레스테롤 수치가 높으면 혈관에 만성적인 염증이 생기고 이로 인해 혈관벽(血管壁)이 두꺼워지거나 딱딱해지는 등의 복합적인 요인들에 의한 것이라고, 생각되어 지고 있습니다.

이렇게 좁아진 혈관에 지질 등으로 진득진득하게 된 혈액이 흐르면 어떻게 될까요? 혈관이 막혀 버리는 것은 쉽게 상상할 수 있습니다. 이것이 심장을 둘러싼 관상동맥에서 일어나면 심근경색증이 되고 뇌동맥에서 일어나면 뇌경색이 됩니다.

그런데 동맥경화를 예방하기 위해 혈압, 혈당치, 콜레스테롤 수치를 낮추는 치료가 실시됩니다. 각종 연구에서 그렇게 하는 것이 동맥경화가 일어나기 어렵다고 알려져 있기 때문입니다. 다만, 아무리 이 방법으로 예방적 치료를 한다고 해도 나이 많은 고령자에게는 소용이 없습니다.

즉, 이미 동맥경화가 진행된 경우는 이런 예방적 치료는 오히려 "역효과"가 됩니다. 그렇지 않아도 좁아진 혈관에 혈압을 낮춰서 혈류 흐름을 악화시키기 때문에 혈액이 정체되어 버립니다. 그러면 혈액 내 산소와 영양분이 전신의 세포에 도달하지 못하게 돼버리는 것이죠.

가장 큰 손상을 받는 것은 뇌입니다. 산소와 당분이 공급되지 않아 저산소 저혈당 상태를 일으키고, 그 결과 머리가 멍해지고, 의식이 없어지게 됩니다. 물론 치매를 진행시키기도 하죠. 요컨대 동맥경화에는 오히려 혈압과 혈당치를 "높게" 조절하는 편이 낫습니다.

고령자는 '의학은 불완전하다'는 점을 이해해야 한다

●

의학이란 불완전한 것입니다.

지금의 상식이 수년 후에는 비상식이 되는 경우도 적지 않습니다.

예를 들면, 예전에는 마가린이 몸에 좋다고 여겨졌습니다. 식물성 유지라서 동물성인 버터보다 훨씬 좋다는 것이 그 이유였습니다. 그런데 지금은 마가린에 함유된 트랜스지방산이 좋지 않다고 알려져 이를 피하는 사람들이 늘어나고 있습니다.

이렇듯 의학 상식과 건강 상식은 변해가는 것입니다.

70대에 행복한 고령자

아마 10년, 20년 후에는 역분화 줄기세포인 iPS를 붙여서 피부를 젊게 하고 혈관에 iPS를 붙여서 동맥경화를 치료하는 일들이 가능해질 것입니다. 모발에서 심장을 만들어내고, 그 심장을 자신에게 이식하는 공상과학 세계의 이야기가 현실화될지도 모르겠습니다.

그렇게 해서 장기를 바꿀 수 있으면, 120세까지 살 수 있을 것입니다만 그런 시대가 온다고 해도 유일하게 뇌만은 교환이 어렵습니다. 왜냐면 새로운 뇌를 만들어 낼 수는 있어도 그 안은 텅 비어있기 때문입니다. (0세 상태)

이 iPS의 예는 어디까지나 가정적(假定的) 이야기이지만, 현대는 의료에 의해 오래 살 수 있게 된 것만은 틀림없습니다.

그러나 그렇게 해서 최신 의료의 힘으로 가능한 한 오래 사는 것이 과연 행복할까요? 개인적인 견해를 말하자면 저는 싫습니다.

몸만 젊고 뇌가 치매 상태라면 행복할 것이라고는 생각할 수 없기 때문입니다.

늙으면 늙는 것을 받아들이며 살고 싶습니다. 치매에 걸려 사랑하는 사람의 얼굴도 자신이 누구인지조차 모르게 될지도 모르겠습니다.

여러 가지 병으로 고통도 받겠죠. 그래도 있는 그대로 받아들이고 '지금 할 수 있는 것들'을 즐기면서 나 다운 삶을 살고 싶다는 것이 저의 생각입니다.

80세부터는
'세 가지 인내'를 하지 맙시다
  ●

전술했듯이 85세를 지나서 사망한 사람을 부검해보면 신체 어딘가에는 암이 있고 뇌에는 알츠하이머형의 병변을 볼 수 있으며, 혈관에는 동맥경화가 확인됩니다. 하지만 그것을 전혀 모르고 사망하는 사람이 많습니다.

80대 고령자는 여러 가지의 '질병의 싹'을 안고 살아가고 있는 셈입니다.

질병의 싹은 언제 발병할지 모릅니다. 건강 상태가 오늘은 좋다가 내일은 나빠질 수도 있고 갑자기 돌연사하는 경우도 있을 수 있기 때문입니다.

냉정하게 들릴지 모르겠지만 이런 사실을 받아들이는 것이 좋지 않을까 싶습니다. 그래서 저는 내일 죽더라도 후회하지 않도록 인생의 남은 시간을 잘 보내는 방법을 시도해보자고 제안을 드리고자 합니다.

그것은 어떤 방법일까요?

바로 "참거나 무리를 하지 말라"는 것입니다.

일상생활에는 여러 가지의 참아야 할 것과 무리한 것들이 있습니다만 다음의 3가지는 즉시 그만두어야 합니다.

① 필요 없는 약을 참으며 복용하기
② 식사를 참기
③ 흥미 있는 것을 참기

이 세 가지의 참기를 그만두는 것이 어떻게 80대의 생활을 풍부하게 해주고 행복한 고령자가 되는데, 얼마나 중요한지에 대해 설명하겠습니다.

80세부터는
약은 몸 상태가 좋지 않을 때만 복용하자

●

우선 "약 참기"에 대해 설명하겠습니다.

건강 진단 결과 혈압, 혈당치, 콜레스테롤 수치를 낮추는 것이 좋다고 의사가 말했다고 합시다. 심근경색증, 뇌경색, 뇌졸중 위험을 낮추기 위한 것이니 이를 위해 약을 복용하자고 합니다.

그런데 약을 복용하면서까지 콜레스테롤 수치를 낮출 필요가 있는 것인지 의문이 듭니다. 왜냐면 앞서 설명한 것처럼 콜레스테롤 수치를 낮추면 면역 기능이 저하되어버려 암과 감염병에 걸리기 쉬워지기 때문입니다.

기본적으로 현대 의료는 "장기별 진료" 형태를 취하고 있습니다. 병을 종합적 관점에서 파악하는 것이 아니라 의사들이 각자 전문으로 하는 장기의 상태를 진단하는 것이죠.

나이가 들면 장기 기능은 전체적으로 낮아져서 특정 장기의 치료를 하면 다른 측면에서 악영향이 나오는 경우가 적지 않습니다.

또한 장기별 진료를 하기 때문에 자연히 약의 양도 많아지게 됩니다.

예를 들면, 검사 결과 '혈압이 높다'면 순환기내과에서 혈압 강압제를 줍니다.

'소변을 자주 본다'고 의사가 진단하면 비뇨기과에서도 약이 나오죠. 게다가 '혈당치가 높다'고 하면 내분비대사내과에서 또 약이 나옵니다. 전문 과목별로 각자 약을 처방해서 정신 차려보니 모두 15종류의 약을 복용하고 있다는 일이 흔히 일어나고 있습니다.

많은 약을 계속 복용하면 어떻게 될까요?

몸에 큰 손상을 줄 것은 명백합니다. 왜냐면 약은 독이기도 하니까요. 특히 고령자일수록 약을 다제병용(多製倂用)하는 것은 몸에 해롭습니다.

물론 복용하지 않으면 안 되는 약도 있습니다. 따라서 모두 중단할 필요는 없지만 일상생활 활동 수준을 떨어뜨리지 않는 범위에서 최소한의 약에 그치도록 하는 것이 좋겠습니다. 이것이 행복한 고령자가 되기 위해 가져야 할 "약을 대하는 올바른 태도"입니다.

80세가 지나면
참지 말고 하고 싶은 것을 하자

•

대부분 고령자가 암세포를 가지고 있습니다. 본인은 전혀 모른 채 죽고 나서야 비로소 알게 된 경우도 많습니다.

그 말은 지금까지 '암에 걸리지 않기 위해' 먹고 싶은 것을 참고 좋아하는 술이나 담배도 삼가며 살아왔는데, 이미 암을 가지고 있는 사람이 많다는 것입니다. '암에 걸리지 않으려고 참았던 것'은 아무 의미가 없어졌습니다.

그러면 지금부터 어떤 선택을 해야 할까요?

그중 하나는 "80세가 넘으면 식사를 참지 말자"는 것입니다.

좋아하는 것을 먹고, 마시며 사는 것이 오히려 스트레스가 적고 즐겁게 살 수 있습니다.

억지로 참아서 일상생활에 스트레스가 많아지는 것보다는 좋아하는 것을 하며 마음 편히 사는 것이 면역력을 높여줄 수 있습니다. 또한 암의 진행을 늦춘다고도 알려져 있습니다.

실제로 제가 근무했던 병원의 부설 '노인홈'에서 실시한 조사 결과에 따르면 흡연자와 비흡연자 사이에 "생존 곡선"에 큰 차이가 없었습니다.

이 말은 흡연으로 몸이 상한 사람들은 이미 사망했겠지만, 흡연을 하면서도 80세까지 건강하게 살 수 있었다면 지금부터 무리해서 금연할 필요는 없다는 의미입니다.

여러분은 혹시 다음의 사항들에 해당하지 않으신가요?

◆ 사실 먹고 싶은데, '건강에 나쁘니까' 참아버린다.

◆ 움직이는 것이 힘들지만 '건강을 위해' 무리해서 운동한다.

◆ 좋아하는 술·담배를 '건강을 위해' 참는다.

◆ 하고 싶은 것이 있지만, '나이도 들고 해서' 참는다.

◆ 효과를 못 느끼지만, '오래 살기 위해' 약을 계속 복용한다.

모두 참을 필요 없는 것들입니다. 좀더 얘기하자면 사실 참거나 무리해서는 안 될 것들입니다.

분명 60대 정도까지라면 효과가 있습니다. 하지만 80세를 넘기면서까지 흥미가 있는 것들을 참을 필요는 없습니다.

스스로를 즐겁게 할 수 있는 행동을 하자

•

80세라고 하면 예전에는 '인생의 목표'라는 인상이 있었습니다. 그런데 최근에는 '인생 100년'이라고 해서 목표가 느닷없이 20년이나 뒤로 밀려나 버렸습니다.

장수한다는 것은 기쁜 일이기는 하지만 사실 좀 걱정되는 부분도 있습니다. 그것은 지금의 80대에게는 '더 오래 살아야 한다'는 강박감을 줄 수 있기 때문입니다.

절제·운동·걱정·배려 등 기분 좋게 할 수 있는 것이라면 다르겠지만 참고 무리를 하면서까지 하다가는 몸과 마음에 오히려 부담이 될 것은 틀림없습니다. 하나하나는 충격이 작다고 해도 자꾸 누적이 되면 확실히 수명을 단축시키게 됩니다. '인생 100년'이라는 말이 역으로 '80세의 벽'을 더 높이고 있는 듯합니다.

우리는 이솝 우화 '개미와 베짱이'라고 하면 개미의 사는 방법을 미덕으로 받아들입니다.

목표를 향해 꾸준히 참고 힘껏 노력하는 개미의 모습은 한 편으로는 '대단하다'고 보일지도 모르겠습니다. 하지만 개미는 금욕적인 생활을 계속한 나머지 즐기는 것을 알지 못한 채 죽어갑니다. 반면 베짱이의 경우는 '최후의 최후까지 즐긴다'고 해석할 수도 있겠죠. 특히 먹을게 넘치는 지금은 계속 즐기며 살아도 굶어 죽지는 않을 겁니다.

만약 둘이 동시에 죽는다고 하면 개미와 베짱이 과연 어느 쪽이 "행복"한 것일까요?

아마도 대부분 독자는 지금까지 살아오면서 개미가 한 것

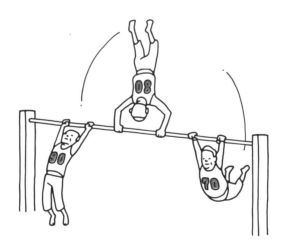

처럼 스토익학파(STOIC)의 금욕주의적인 나날을 보내왔을 것입니다. 사실 현역 세대라면 그런 인생을 지내는 것도 중요합니다. 그러나 80대라면 베짱이처럼 즐기며 살아도 천벌을 받지는 않을 것이라고 생각합니다.

여기까지 열심히 살아왔으니까 더욱더 자신을 즐겁게 하기 위한 행동을 해야 합니다.

다만 받아들여야 할 현실은 순순히 받아들여야 한다는 것을 마음속에 잘 두어야 하며 또 그렇게 함으로써 자신을 정말 즐겁게 할 수 있습니다.

가령 몸에 나타난 노쇠 현상들을 받아들이고 싶지 않아 정작 필요한 지팡이, 보청기, 기저귀 같은 '노인의 상징'들을 거부하는 사람들이 있습니다.

하지만 성인용 기저귀를 하는 것에 저항감을 가진 사람은 요실금 걱정으로 지하철이나 버스를 타는 것을 거부하고 결과적으로는 "외출을 싫어하는 사람"이 되어버립니다. 이래서는 멀리 외출해서 얻을 수 있는 즐거움들을 누릴 수 없습니다.

사용할 수 있는 것은 사용해야 자신을 즐겁게 해줄 수 있는 활동 반경을 넓힐 수 있습니다. 즉, 자신의 노화를 있는 그대로 받아들이고 '즐겁게 사는 것'을 선택하면 보다 의미 있는 인생을 보낼 수 있다는 것입니다.

인간은
생각보다 강하다
●

○○대학을 나왔다, ○○회사에 다닌다, 부장이었다, 사장이었다처럼….

우리는 사람들의 경력에 딱지 붙이는 것을 좋아합니다. 하지만 고령이 되면 과거의 경력은 아무런 의미가 없어집니다. '옛날 나는 대단했지'라던가, '나는 저 밑바닥까지 가봤어'라는 등 과거의 자신에 매달려만 있던 사람도 치매가 되면 싱글벙글 즐거워합니다. 어쩌면 치매의 좋은 점일지도 모르겠습니다.

즉, 치매는 어떤 의미에서는 '신이 내려준 기회'라고도 할 수 있습니다. 인생을 살아오며 껴입어 왔던 많은 옷들을 모두 벗어던지고 순수한 자신으로 돌아오기 때문입니다. 그렇게 으스 대고 꼴 보기 싫었던 사람도 끝내는 귀여운 사람이 됩니다.

또한 치매 환자는 여러 가지 의미에서 "안전지향적"입니다. 차에 치이는 것을 피할 뿐만 아니라 모든 사람에게 경어를 쓰게 됩니다. 전직 장관(長官)이었던 환자를 진료한 적이 있었는데, 처음에는 '무례하다'고 화를 내던 사람이 말기에는 모든 사람에게 높임말을 씁니다. 역시 높임말을 하며 사람을 대하는 것이 다툼이 생기지 않기 때문이겠죠.

치매 환자의 지갑 속에 동전만 잔뜩 있는 것도 "안전지향" 때문입니다. 가령 콜라를 살 때 '얼마 정도였더라?' '옛날에는 40엔이었는데'라고 문득 생각이 나도 "역시 40엔을 내는 건 아니야"라고 생각해서 1천 엔 지폐를 한 장 냅니다. 차라리 큰 게 낫지라며 안심하려고 하는 행동입니다.

아마 사람에게는 '바보 취급당하면 안 되지'라던가 '안전하게 하자'라는 생각이 원래부터 있기 때문이겠죠. 치매가 되어도 그 생각은 여전히 남아있는 것입니다.

그리고 의외라고 생각할 수도 있는데, 치매 환자는 혼자 사는 것도 가능합니다. 물론 할 수 없는 것들이 늘어나고는 있지만, 아직 가능한 능력도 남아있기 때문입니다.

제가 요쿠후카이병원에서 근무하고 있을 때 월 2회 정도 보건소에 파견되어 혼자 사는 치매 환자를 관리한 적이 있습니다. '옆집 할아버지가 배회하고 있다' '쓰레기가 쌓여 냄새가 지독하다'라는 민원이 이웃에서 제기되면 제가 왕진가서 진단을 붙여 시설에 들어가게 한다든지 입원시키기도 했습니다.

그 경험에서 배운 것은 "인간은 생각보다 강하다"는 것이었습니다.

가령 '냄새가 심해 죽을 지경이다'라는 집에 가보면 발 디딜 틈도 없을 정도로 어질러져 있습니다. 대부분 편의점 도시락 빈 상자들… 아마 오랫동안 목욕도 하지 않은 듯합니다. 이웃들이 민원을 낼 정도라면 집안에는 냄새가 더욱 지독합니다.

그러나 그런 상황인데도 여전히 살고 있습니다.

매일 5백 엔 동전 하나, 1천 엔 지폐 한 장을 들고 편의점에 가서 도시락을 사서 먹습니다. 배탈도 나지 않고 잘살고 있습니다. 직접 밥을 해 먹을 수 없어도 청소를 할 수 없어도 목욕

을 하지 않아도 살아 있습니다. 냄새나고 더럽다는 생각 전혀
없이 생글생글 웃으며, 잘살고 있습니다. 인간은 끈질기고도
억센 존재입니다.

치매가 되면 "아무것도 할 수 없다" 따위는 생각할 필요도
없습니다. 마지막까지 사는 힘과 살아남을 지혜를 가지고 있
으니까요. 인간은 정말 강합니다.

'행복'이란
'즐기는 능력'이다

인생에는 여러 가지 의미에서 오르막과 내리막이 있습
니다.

올라갈 때나 내려갈 때나 행복한지 어떤지는 생각하기에
따라 다릅니다.

가령 인생의 마지막 단계에서는 요양 서비스를 받고 자녀
들로부터 도움을 받는 경우가 많습니다. 그것을 '꼴불견이
다'라고 생각하면 불행하겠지만 '고맙다'고 생각하면 행복입

니다.

갓 태어난 아기는 아무것도 할 수 없지만 귀여움을 받습니다. 물론 반짝반짝 빛나고 토실토실해서 이론의 여지 없이 귀엽기는 하지만 상대에게 온몸을 맡긴 채 모든 것을 받아들여주기 때문에 더욱 사랑스러운 점도 있지 않을까 싶습니다.

사람은 이렇게 "보호"를 받으며, 나고 성장하고 마지막 순간에는 "개호"을 받으며 죽습니다.

당연한 것이죠.

제가 정신과를 선택한 것은 인간이라는 존재에 관심이 있었기 때문입니다. 그래서 28세 때 지인이 하던 고령자 전문 병원에서 근무하게 됩니다.

임상의 현장에서는 의학 서적이나 논문의 지식만으로는 통하지 않았습니다. 환자분들이야말로 살아 있는 교과서였습니다. 이 세상 누구라도 자기만의 인생 드라마가 있고 모두가 그 드라마의 주인공들이었지요. 마음의 병이 원인이라고 하는 부덕(不德)이나 불우(不遇)는 누구에게도 일어날 수 있습니다.

인간은 누구나 단 하나의 존재인 동시에 잘난 인생 못난 인생이 따로 있는 게 아니라는 것을 깨닫게 되었습니다. 마음의 전문가로서 환자들을 이끌어야 할 입장인 제가 오히려 환자들로부터 깊은 가르침을 받게 된 것입니다.

"아기처럼"이라고는 말하지 않겠습니다만 마지막에 이르러서는 '고맙다'라며 순순히 받아들이는 것이 행복으로 이어진다고 생각합니다. 또 한가지 행복에 관한 힌트라고 한다면 그것은 어린 아기의 즐거워하는 모습입니다. 아기는 사소한 것에도 열중하고 크게 웃기도 하며 뭐든지 즐겨버리는 능력이 있습니다.

'행복이란 무엇인가?'에 대한 대답은 사람마다 같을 순 없겠지만 궁극적인 행복이란 역시 '즐기는 능력'이 아닐까 싶습니다. 즐겨야지만 비로소 '인생 100년'을 이룰 수 있습니다. '80세의 벽'을 넘어 앞으로 20년, 행복한 고령자로서 하루하루 새로운 도전을 즐기기를 바라겠습니다.

70대에 행복한 고령자

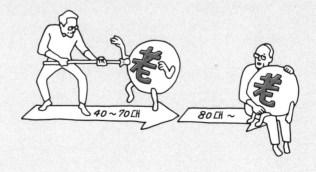

감수의 글

건강 관리의 본질은 건강 지표를 정상에 놓는 게 아니다. 실제로 건강하게 사는 몸과 뇌를 갖는 것이다. 의사 출신 의학전문기자로서 이 책을 읽고 느낀 깨달음이다. 그동안 우리는 혈압 수치, 혈당 수치, 콜레스테롤 수치를 정상 기준에 갖다 놓으려고 산 것은 아닌지 되돌아보게 된다. 아울러 평균 수명 90세가 넘는 초고령사회를 한번도 경험하지 못했다. 이를 겪고 있는 일본에서 새로운 것을 배운다. 고령자 건강 관리는 젊었을 때와 다르다는 것을.

저자인 와다 히데키는 도쿄대 의대를 나온 고령자 전문 정신과 의사로 그동안 노화 관련 책들을 써온 인기 작가다. 그가 말하는 초고령사회 건강 관리는 우리에게 새롭고 신선하다. 역발상도 많다.

한 가지 예를 들면 이렇다. 고령자에서 콜레스테롤 수치가 다소 높거나, 과체중 경우에 더 오래 산다는 연구들이 속속 나온다. 혈압과 혈당을 낮추는 약물은 동맥경화를 방지하고,

심혈관 질환 위험을 낮춘다. 하지만, 대개 이런 약들은 신체 나른함을 불러오고, 활력을 떨어뜨린다. 고령자가 콜레스테롤을 낮추려고 식사를 제한하거나, 약을 과하게 먹으면 면역력이 저하된다. 장수에 도움이 안 된다. 콜레스테롤이 낮으면 활력이 떨어질 수 있다니, 이처럼 고령자에게 하는 건강 조언은 완전히 다른 판이다.

와다 히데키 박사는 "인생 최후 활동기인 70대를 건강한 몸과 활력으로 보내면, 80대, 90대에도 노화 지연 상태가 이어진다"며 "더욱 좋은 몸으로 70세에 진입하려면 40~50대부터 건강 생활을 습관화하는 것이 좋다"고 전했다.

고령자는 성인의 연장이 아니라는 것을 이 책을 읽고 배운다.

이 책은 건강 장수 삶으로 인도하는 네비게이션이다.

김철중 조선일보 의학전문기자, 영상의학과 전문의

70대에 행복한 고령자

마흔부터 준비하는 '백세 현역'을 위한 70대의 삶

지은이	와다 히데키
옮긴이	허영주
감수인	김철중

1판1쇄 발행	2023년 3월 20일

책임편집	최상아
북코디	밥숟갈(최수영)
편집·교정교열	주항아·최진영
표지·본문디자인	메익미리얼.이현주
마케팅	김낙현

발행인	최봉규
발행처	지상사(청홍)
등록번호	제2017-000075호
등록일자	2002년 8월 23일
주소	(04317) 서울특별시 용산구 효창원로64길 6(효창동) 일진빌딩 2층
전화번호	02)3453-6111 팩시밀리 02)3452-1440
홈페이지	www.jisangsa.com
이메일	c0583@naver.com

한국어판 출판권 ⓒ 지상사(청홍), 2023
ISBN 978-89-6502-321-0 (03510)